SV

Hermann Hesse als Maler

VIERUNDVIERZIG AQUARELLE
AUSGEWÄHLT VON BRUNO HESSE
UND SANDOR KUTHY
MIT TEXTEN VON HERMANN HESSE

SUHRKAMP VERLAG

DIE TEXTE WURDEN ZUSAMMENGESTELLT
VON VOLKER MICHELS

Zweite Auflage 1984
Texte aus H. Hesse, »Die Kunst des Müßiggangs«

Texte aus H. Hesse, »Kleine Freuden«,

Texte aus unveröffentlichten Briefen

Quellennachweise am Ende des Bandes.

Druck: Appl, Wemding
Printed in Germany.

HERMANN HESSE
ALS MALER

Magie der Farben

Gottes Atem hin und wider,
Himmel oben, Himmel unten,
Licht singt tausendfache Lieder,
Gott wird Welt im farbig Bunten.

Weiß zu Schwarz und Warm zum Kühlen
Fühlt sich immer neu gezogen,
Ewig aus chaotischem Wühlen
Klärt sich neu der Regenbogen.

So durch unsre Seele wandelt
Tausendfalt in Qual und Wonne
Gottes Licht, erschafft und handelt,
Und wir preisen ihn als Sonne.

AQUARELL

Heute gegen Mittag sah und fühlte ich es schon, daß es heute einen Mal-Abend geben würde. Es war ein paar Tage windig gewesen, abends immer kristallklar, morgens bedeckt, und nun war diese weiche, etwas graue Luft gekommen, diese sanfte, träumende Verhüllung, oh, die kannte ich genau, und gegen Abend, wenn das Licht schräg fiel, würde es wunderschön werden. Es gab auch noch andere Mal-Wetter, natürlich, und schließlich konnte man bei jedem Wetter malen, schön war es immer, selbst bei Regen, selbst in der unheimlichen, glasigen Durchsichtigkeit eines Föhnvormittags, wenn man in einem Dorf, vier Stunden von hier, die Fenster zählen konnte. Aber Tage wie heute, das war etwas anderes und Besonderes, an diesen Tagen *konnte* man nicht malen, sondern *mußte* malen. Da blickte jedes Fleckchen Rot oder Ocker so klangvoll aus dem Grün, jeder alte Rebenpfahl mit seinem Schatten stand da so nachdenklich, schön und in sich versunken, und noch im tiefsten Schatten sprach jede Farbe klar und kräftig.

In meiner Kindheit kannte ich solche Tage in den Ferien. Da handelte es sich allerdings nicht ums Malen, sondern ums Angeln. Und auch angeln konnte man ja zur Not immer. Aber da gab es Tage mit einem gewissen Wind, einem gewissen Geruch, einer gewissen Feuchtigkeit, einer gewissen Art von Wolken und Schatten, da wußte ich schon gleich am Morgen genau und gewiß, daß es heute nachmittag am untern Steg Barben geben würde und daß am Abend bei der Walkmühle die Barsche beißen würden. Die Welt hat sich seither verändert, und mein Leben auch, und die Freude und satte Glücksfülle eines solchen Angeltages in der Knabenzeit ist etwas Sagenhaftes und kaum mehr Glaubliches geworden. Aber der Mensch selbst ändert sich wenig, und irgendeine Freude, irgendein Spiel will er haben, und so habe ich heute statt des Angelns das Aquarellmalen, und wenn die Wetterzeichen einen schönen, guten Maltag versprechen, dann spüre ich im altgewordenen Herzen wieder einen fernen, kleinen Nachklang jener Knaben-Ferienwonne, jener Bereitschaft und Unternehmungslust, und alles in allem sind das dann meine guten Tage, deren ich von jedem Sommer eine Anzahl erwarte.

So ging ich denn am Spätnachmittag aus, den Rucksack mit dem Malzeug auf dem Rücken, den kleinen Klappstuhl in der Hand, an den

Platz, den ich mir schon um Mittag ausgedacht hatte. Es ist ein steiler Abhang über unserem Dorfe, früher von dichtem Kastanienwald bedeckt, im letzten Winter aber kahlgeschlagen, dort zwischen den noch ein wenig duftenden Baumstrünken hatte ich schon mehrmals gemalt. Von hier aus sah man die Ostseite unseres Dorfes, lauter dunkle, alte Dächer aus Holzziegeln, auch ein paar hellrote, neue, ein Gewinkel von nackten, unverputzten Mauern, überall Bäume und Gärtchen dazwischen, da und dort hing ein wenig weiße oder farbige Wäsche an der Luft. Jenseits die großen blauen Bergzüge, einer hinter dem andern, mit rosigen Spitzen und violetten Schattenzügen, rechts unten ein Stück See, jenseits winzig ein paar helle, schimmernde Dörfchen.

Nun hatte ich gegen 2 Stunden Zeit, während die Sonne langsam sank und das Licht über den Dächern und Mauern langsam wärmer, tiefer, goldener wurde. Ehe ich zu zeichnen begann, überblickte ich eine Weile das ganze vielfältige Tal bis zum See hinab, die fernen Dörfer, den Vordergrund mit den an der Schneide noch lichten Baumstümpfen, aus denen schon meterhohe, üppig grüne Seitensprossen trieben, dazwischen das rote, trockene Erdreich mit dem glimmerigen Gestein, mit den tief eingefressenen Wasserläufen aus der Regenzeit, und dann betrachtete ich unser Dorf, dies kleine, warme Genist von Mauern, Giebeln, Dächern, worin jede Linie und Fläche mir so lang und wohl bekannt ist. Formen, die ich manches Dutzendmal mit dem Auge studiert, mit dem Stift nachgezeichnet hatte. Ein großes Dach, früher Dunkelbraun, mit Caput mortuum zu malen, war neu gedeckt; es war das Haus von Giovanni, mit dem breiten, offenen Söller unterm Dach, wo im Herbst die goldgelben Maiskolben aufgehängt werden. Da hat er nun sein ganzes großes Dach neu decken lassen! Vor einigen Monaten ist sein Vater gestorben, der älteste Mann im Dorf, nun hat er geerbt und ist reich und legt sich ins Zeug, verbessert und baut, streicht und malt. Und weiter hinten das Häuschen des kleinen Cavadini ist neu angemalt, wenigstens auf einer Seite. Er will heiraten, der kleine Kerl, und gegen den Garten hat er eine Tür herausgebrochen.

Ja, es muß Leute geben, die Häuser haben und Häuser bauen, die heiraten und Kinder in die Welt setzen, die am Abend vor ihren Türen sitzen und rauchen, am Sonntag in die Grotti gehen und Boccia spielen, und in den Gemeinderat gewählt werden. Alle diese Häuser und Hütten gehören irgendjemand, sind von jemand gebaut, jemand wohnt

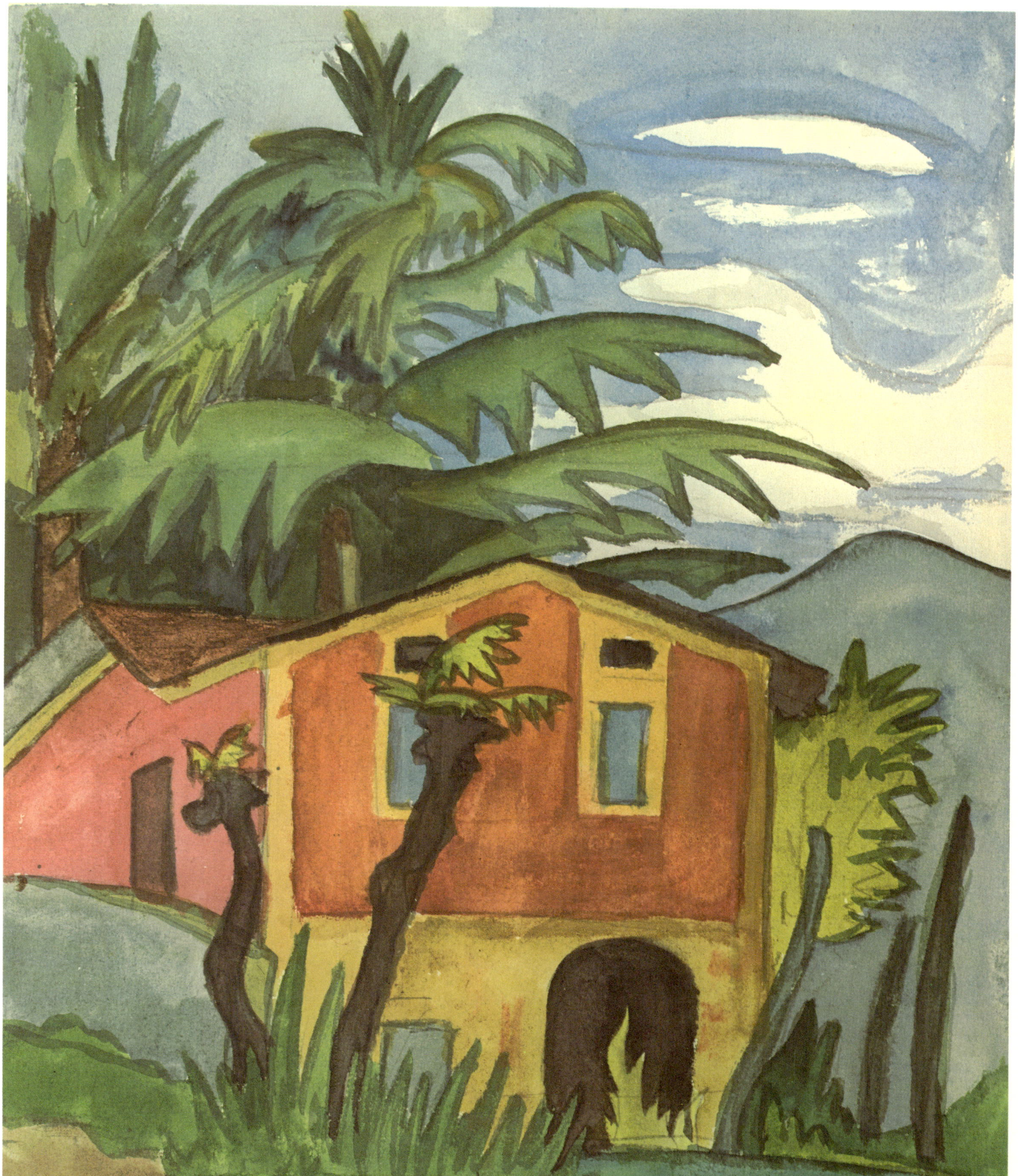

darin, ißt und schläft und sieht die Kinder heranwachsen, verdient oder macht Schulden. Und auch alle die Gärtchen und jeder Baum und jede Wiese, jeder Weinberg und Lorbeerstrauch und jedes Stückchen Kastanienwald gehört irgendeinem, wird verkauft, wird geerbt, macht Freude, macht Sorgen. In das große, neue Schulhaus geht die Jugend, lernt das Notwendigste, hat im Sommer drei Monate Ferien und geht dann tapfer und hungrig auf das Leben los, baut, heiratet, reißt Mauern ein, pflanzt Bäume, macht Schulden, schickt neue Kinder ins Schulhaus.
Was diese Menschen an ihren Häusern und Gärten sehen, das sehe ich nicht oder wenig davon. Daß Wasser im Keller ist und der Speicher voll Ratten, daß der Kamin nicht zieht und daß im Garten die Bohnen zu viel Schatten haben, das sehe ich alles nicht, es freut mich nicht, es macht mir keine Sorgen. Aber das, was ich hier an unserem Dorfe sehe, das sehen nun wieder die Leute nicht. Keiner sieht, wie die bleiche, bröcklige Kalkwand dort hinten den Ton des Blau aus dem Himmel herüberzieht und auf Erden weiterschwingen macht. Keiner sieht, wie sanft und warm das verschossene Rosa jenes Giebels zwischen dem wehenden Grün der Mimosen lächelt, wie feist und prall das dunkle Ockergelb am Haus der Adamini vor dem schweren Blau des Berges steht, und wie witzig die Cypresse im Garten des Sindaco das Laubgekräusel überschneidet. Keiner sieht, daß die Musik dieser Farben gerade in dieser Stunde ihre reinste, bestgespannte Stimmung hat, daß das Spiel der Töne, die Stufenfolge der Helligkeiten, der Kampf der Schatten in dieser kleinen Welt zu keiner Stunde die gleichen sind. Keiner sieht, wie unten in der bläulichen Muschel des Tales der abendliche Goldrauch einen dünnen Streifen zieht und die jenseitigen Berge tiefer in den Raum zurücktreibt. Und wenn es Menschen geben muß, welche Häuser bauen, Häuser einreißen, Wälder pflanzen, Wälder abhauen, Fensterläden anstreichen und Gärten besäen, dann wird es wohl auch einen Menschen geben müssen, der dies alles sieht, der all diesem Tun und Treiben ein Zuschauer ist, der diese Mauern und Dächer in sein Auge und Herz einläßt, der sie liebt, der sie zu malen versucht.
Ich bin kein sehr guter Maler, ich bin ein Dilettant; aber es gibt keinen einzigen Menschen, der in diesem weiten Tal die Gesichter der Jahreszeiten, der Tage und Stunden, der die Falten des Geländes, die Formen der Ufer, die launigen Fußwege im Grün so kennt und liebt und

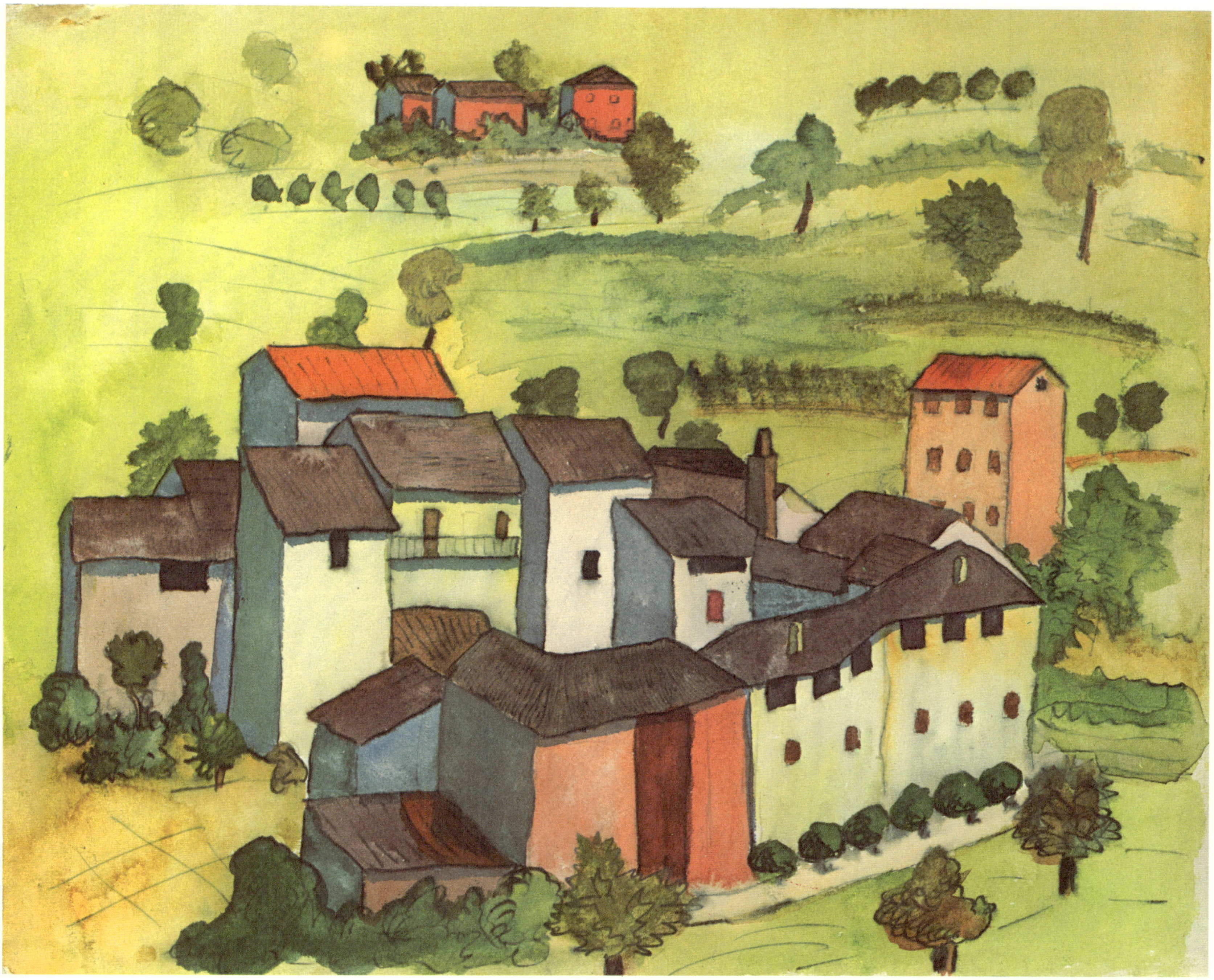

13

hegt wie ich, der sie so im Herzen hat und mit ihnen lebt. Dazu ist der Maler mit dem Strohhut da, mit seinem Rucksack und seinem kleinen Klappstuhl, der zu allen Zeiten diese Weinberge und Waldränder abstreift und belauert, über den die Schulkinder immer ein wenig lachen und der die anderen Leute zuweilen um ihre Häuser und Gärten, Frauen und Kinder, Freuden und Sorgen beneidet.
Ich habe ein paar Bleistiftstriche auf mein weißes Blatt gemacht, die Palette herausgeholt und Wasser eingeschenkt. Und nun setze ich mit einem Pinsel voll Wasser und wenig Neapelgelb den hellsten Fleck meines Bildchens hin: es ist der bestrahlte Giebel dort zuhinterst über dem fetten, saftigen Feigenbaum. Und jetzt weiß ich nichts mehr von Giovanni und nichts von Mario Cavadini und beneide sie nicht und kümmere mich um ihre Sorgen so wenig wie sie sich um die meinigen, sondern kämpfe mich gespannt und angestrengt durch die Grün, durch die Grau, wische naß über den fernen Berg, tupfe Rot zwischen das grüne Laub, tupfe Blau dazwischen, sorge mich sehr um den Schatten unter Marios rotem Dach, mühe mich um das Goldgrün des runden Maulbeerbaumes über der schattigen Mauer. Für diese Abendstunde, für diese kurze, glühende Malstunde am Hang über unserem Dorf bin ich dem Leben der anderen kein Beobachter und Zuschauer mehr, beneide es nicht, beurteile es nicht, weiß nichts von ihm, sondern bin in mein Tun verbissen und in mein Spiel verliebt, genauso hungrig, genauso kindlich, genauso tapfer wie die anderen in das ihre.

1926

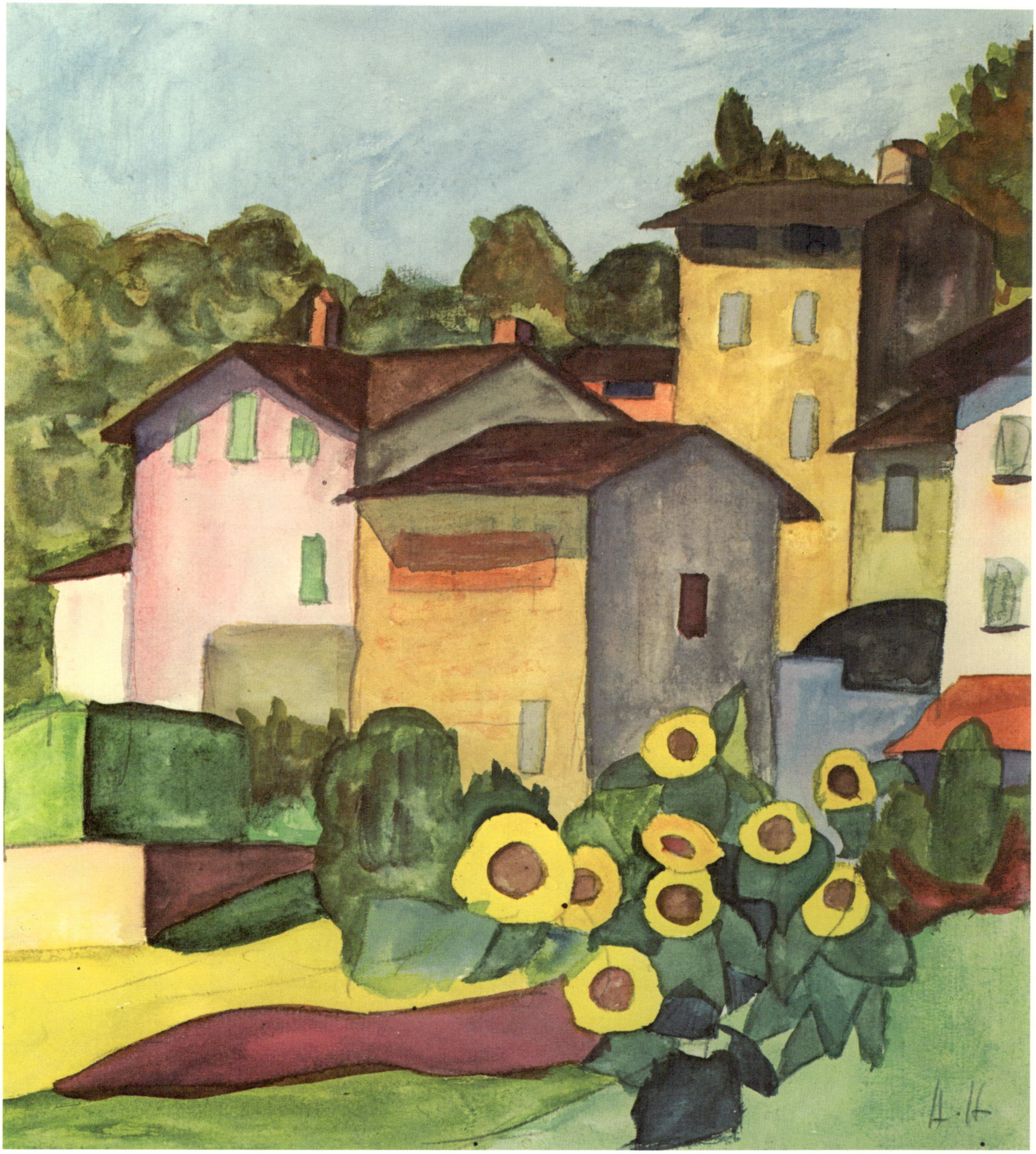

KIRCHEN UND KAPELLEN IM TESSIN

Zu den Zaubern des Südens, die den protestantischen Nordländer in den Gegenden südlich der Alpen begrüßen, gehört auch der Katholizismus. Mir ist es unvergeßlich, wie auf meiner ersten jugendlichen Italienfahrt dies auf mich wirkte, den Sohn eines streng protestantischen Hauses, wie erstaunt und bezaubert ich das mit ansah, dies selbstverständliche, naive Wohnen eines Volkes in seinen Tempeln, in seiner Religion, diese Zentralkraft Kirche, von welcher beständig ein Strom von Farbe, Trost, Musik, von Schwingung und Belebung ausstrahlte. Mag der Katholizismus in Italien und in den Alpenländern auch im Rückgang begriffen sein (im Tessin ist er es sichtlich, und die Mehrzahl der schönen alten Kirchenbauten wäre heute nicht mehr möglich), so ist doch immer noch, im Vergleich mit dem Norden, die Kirche in ihrer Sichtbarkeit vorhanden und mächtig-mütterlicher Mittelpunkt des Lebens. Und nichts wirkt auf den in Protestantismus und Gewissensplage aufgewachsenen Menschen stärker und rührender als der Anblick naiver, sich zeigender, sich schmückender Frömmigkeit. Einerlei, ob in einem Tempel Ceylons oder Chinas oder in einer Kapelle des Tessins, immer wirkt dieser Anblick auf unsereinen wie eine Erinnerung an verlorene Kindheiten der Seele, an ferne Paradiese, an eine selige Primitivität und Unschuld des religiösen Lebens, und nichts fehlt uns geistig unersättlichen Europäern mehr als eben diese Lust und Unschuld.

Beim Übergang über die Alpen fand ich mich jedesmal, wie vom Anhauch des wärmeren Klimas, den ersten Lauten der klangvolleren Sprache, den ersten Rebenterrassen, so auch vom Anblick der zahlreichen, schönen Kirchen und Kapellen zart und mahnend berührt, wie von Erinnerung an einen sanfteren, milderen, mutternahen Zustand des Lebens; an kindlicheres, einfacheres, frömmeres, froheres Menschentum. Und mehr und mehr wurde es mir unmöglich, im Gefühl die katholische Frömmigkeit von der antiken zu trennen. Genau ebenso wie die uralte, römisch-mittelländische Art der Bodenkultur, der Terrassenbau mit Wein, Maulbeere, Olive, unzerstört in den alten, festen Formen hier unten weiterbesteht, so besteht etwas vom heidnisch-frommen, augenfrohen, bildergläubigen, gesunden Kult und Glauben der Antike in den Ländern südlich

der Alpen noch heute fort. Wo in Römerzeiten ein Tempel stand, steht jetzt eine Kirche, wo damals die kleine primitive Steinsäule für einen Feldgeist oder Waldgott stand, steht jetzt ein Kreuz, wo damals das kleine ländliche Heiligtum einer Nymphe, einer Quellgöttin, eines Flurgottes stand, steht heute der Bildstock oder die Nische eines Heiligen. Wie vor Alters spielen vor dieser Nische die Kinder, wie vor Alters schmücken sie sie mit Blumen. Wanderer und Hirt rastet an diesem Ort, eine Cypresse oder Eiche steht dabei, und irgendeinmal an einem Sommersonntag kommt im schönen Zug mit blau und goldenen Kleidern der Bischof vorbei und segnet und weiht das kleine Heiligtum, daß es nicht vergessen werde, daß weiterhin Trost und Freude, Mahnung an das Göttliche und Erinnerung an unsre höchsten Ziele von diesem Ort ausgehen mögen.
Im Tessin habe ich das immer besonders stark empfunden. Daß man am Südfuß der Alpen ist, daß man das Land der Sonne und der ältesten europäischen Kultur betritt, davon spricht nicht nur die Wärme der Sonne, der Klang der schönen Sprache, der kluge Terrassenbau der Weinberge, sondern ebensosehr all die frommen Bauten, alte und neue, all die Kirchen, Kapellen, Bildstöcke. Alle sind schön, ganz ohne Ausnahme, denn die Tessiner sind vorzügliche Architekten und Maurer von Alters her und haben ja auch in Italien manche der größten Bauten errichten helfen. Schön ist auch immer und ausnahmslos der Standort einer Kirche, man denke an Lugano, an Tesserete, an Ronco, an St. Abbondio bei Gentilino, an Breganzona, an die Madonna del Sasso. Schön und wohlüberlegt ist auch immer der Zugang zum Heiligtum. Straße oder Brücke führt zwischen Mauern mit sanftem Zwang auf die Kirche zu, und immer empfängt uns vor dem Eintritt ein Vorplatz, man kommt nicht atemlos vom Steigen, oder rennend vom Bergablaufen, in eine Kirche hinein, erst nimmt ein ebener, wenn auch noch so kleiner Vorplatz den Pilger auf, ein paar Bäume stehen da, und meistens überschattet und schützt den Eingang eine Vorhalle. Von weitem schon ruft und ladet oft diese Vorhalle, mit drei oder fünf Bögen, schattig und ehrwürdig herüber.
Wie alle Gebäude in diesem steinigen und holzarmen Lande sind die Kirchen und Kapellen ganz aus Stein. In kleinen Bergdörfern steht das Kirchlein roh und unverputzt, nackte Mauern, auch das Dach aus rohen Gneisplatten, ausgezeichnet nur durch den Giebel und den Glockenturm. An andern Orten ist der Bau verputzt und bemalt, nicht selten

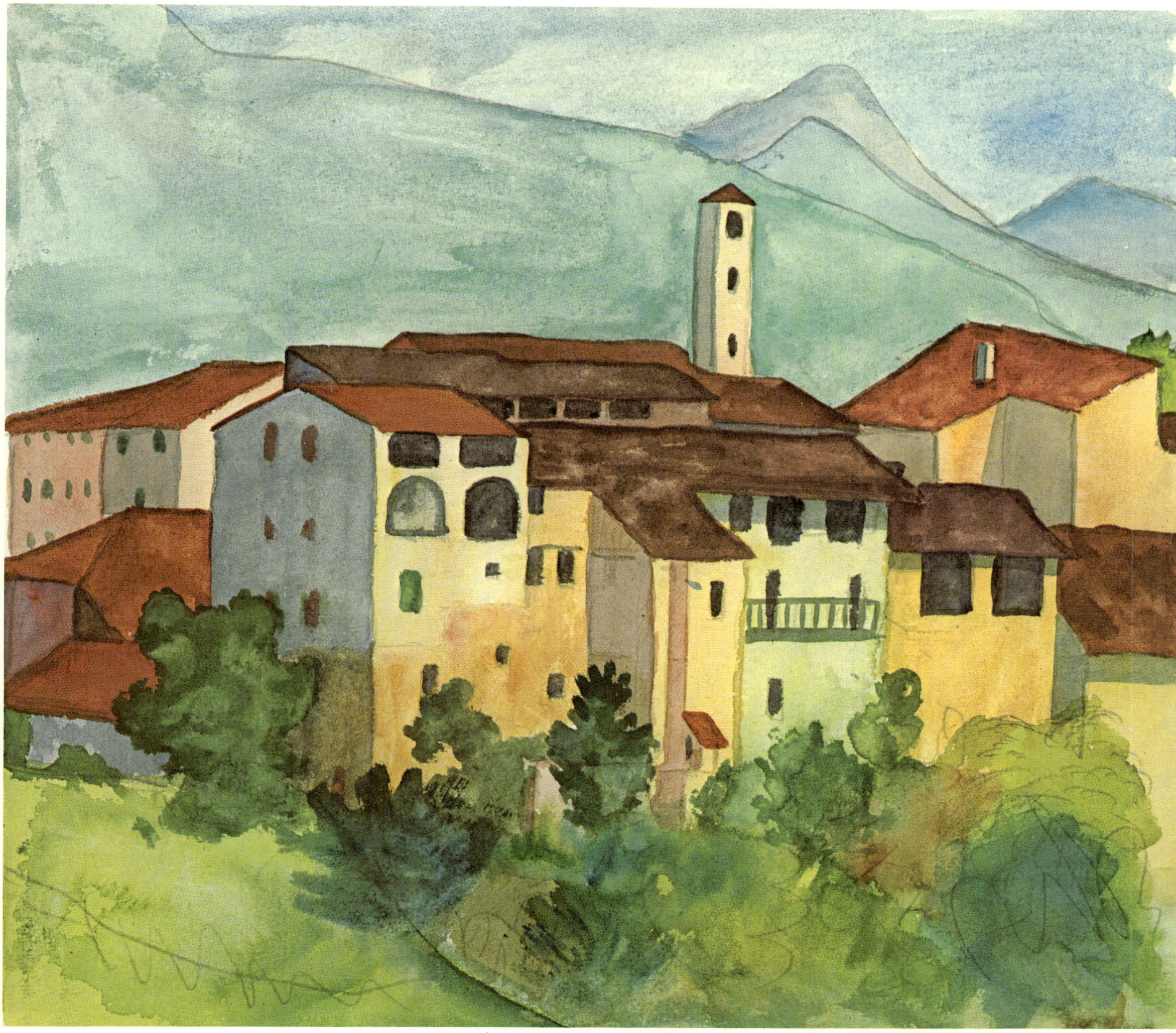

wunderschön, obwohl das Klima den Wandmalereien an Außenwänden nicht eben günstig ist. Man sieht wohl arme und schlichte Kirchen, aber kaum jemals eine verfallene.

Wie nun inmitten einer Stadt oder eines Dorfes die Kirche den stärksten Akzent bildet und der Campanile die Silhouette stempelt, so strahlt uralte Frömmigkeit überall ins Land und bis in verlassene und schwer zugängliche Täler und Berge hinein. Auch im entlegensten Gebiet, soweit noch Geißen weiden und Menschen ihren Unterhalt suchen, steht da und dort noch ein kleines Heiligtum, eine Kapelle an der Wegbiegung, unter deren Vordach die Straße durchläuft und wo sich im Regen rasten läßt, ein Bildstock kindlich und hübsch, zwischen altem Gemäuer unterm Steindach eine winzige Bildwand, bemalt mit alten, verblaßten Farben. Im Frühling steht vor jedem ein Glas, ein Becher, eine alte Blechbüchse, von Kindern mit Blumen gefüllt.

Auch ohne je eines der Gotteshäuser zu betreten, findet man sich doch überall an sie gemahnt. Wer am steinigen Bergkamm eine Rast halten will, wer von brennender Landstraße in den Schatten begehrt, der genießt dankbar diese Bauten. Als Schmuck der Landschaft, als Rastorte, als Wegweiser, als Ruhepunkte des Auges im Auf und Ab des bergigen Landes kommen sie jedem zugute, sind jedem willkommen. Im Innern aber sind sie oft reich an schönen und seltenen Dingen. Von den Luini-Bildern in Lugano bis in unbekannte kleine Bergkapellen findet man überall in den Tessiner Kirchen irgendein Bild, ein Fresko, ein Altar-Relief, einen Taufstein, eine Stuckfigur, die vom innigen Zusammenhang dieses Berglandes mit der Kultur des klassischen Italien reden und von der alten Begabung der Tessiner für die bildende Kunst. Ich könnte hundert Beispiele nennen, aber ich möchte mit diesen Zeilen nicht auf dies und jenes Einzelne hinweisen und den Führer spielen. Es ist viel schöner, ohne Führer zu gehen, und wer im Tessin wandert, wird bald die beglückende Erfahrung machen, wie überall mitten in den herrlichsten Landschaften noch stille, köstliche Funde an alter Kunst zu machen sind.

Liebe Kirchen im Tessin, liebe Kapellen und Kapellchen, wie viel gute Stunden habt ihr mich bei euch zu Gast gehabt! Wie viel Freude habt ihr mir gegeben, wie viel guten kühlen Schatten, wie viel Beglückung durch Kunst, wie viel Mahnung an das, was not tut, an eine frohe, tapfere, helläugige Lebensfrömmigkeit! Wie manche Messe habe ich in euch

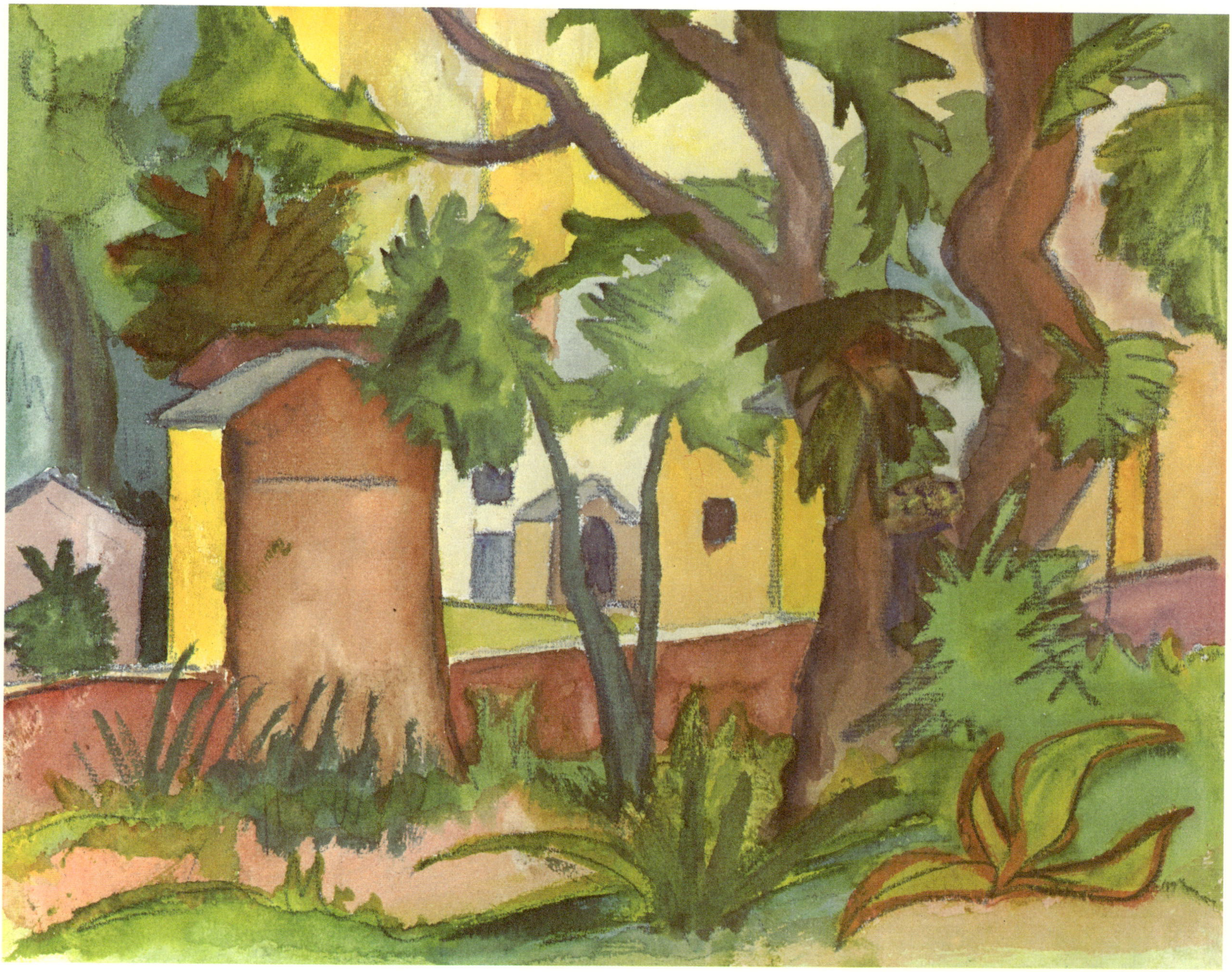

gehört, wie manchen Gemeindegesang, wie manche farbige Prozession sah ich aus euren Portalen quellen und in die lichte Landschaft sich verlieren! Ihr gehört zu diesem Lande wie Berge und Seen, wie die tiefgeschnittenen wilden Täler, wie das launisch spielerische Geläut eurer Glockentürme, wie wie der schattige Grotto im Wald und der alte Roccolo auf dem Hügel. Es lebt sich gut in eurem Schatten, auch für Menschen anderen Glaubens.

1920

Malerfreude

Äcker tragen Korn und kosten Geld,
Wiesen sind von Stacheldraht umlauert,
Notdurft sind und Habsucht aufgestellt,
Alles scheint verdorben und vermauert.

Aber hier in meinem Auge wohnt
Eine andre Ordnung aller Dinge,
Violett zerfließt und Purpur thront,
Deren unschuldvolles Lied ich singe.

Gelb zu Gelb, und Gelb zu Rot gesellt,
Kühle Bläuen rosig angeflogen!
Licht und Farbe schwingt von Welt zu Welt,
Wölbt und tönt sich aus in Liebeswogen.

Geist regiert, der alles Kranke heilt,
Grün klingt auf aus neugeborener Quelle,
Neu und sinnvoll wird die Welt verteilt
Und im Herzen wird es froh und helle.

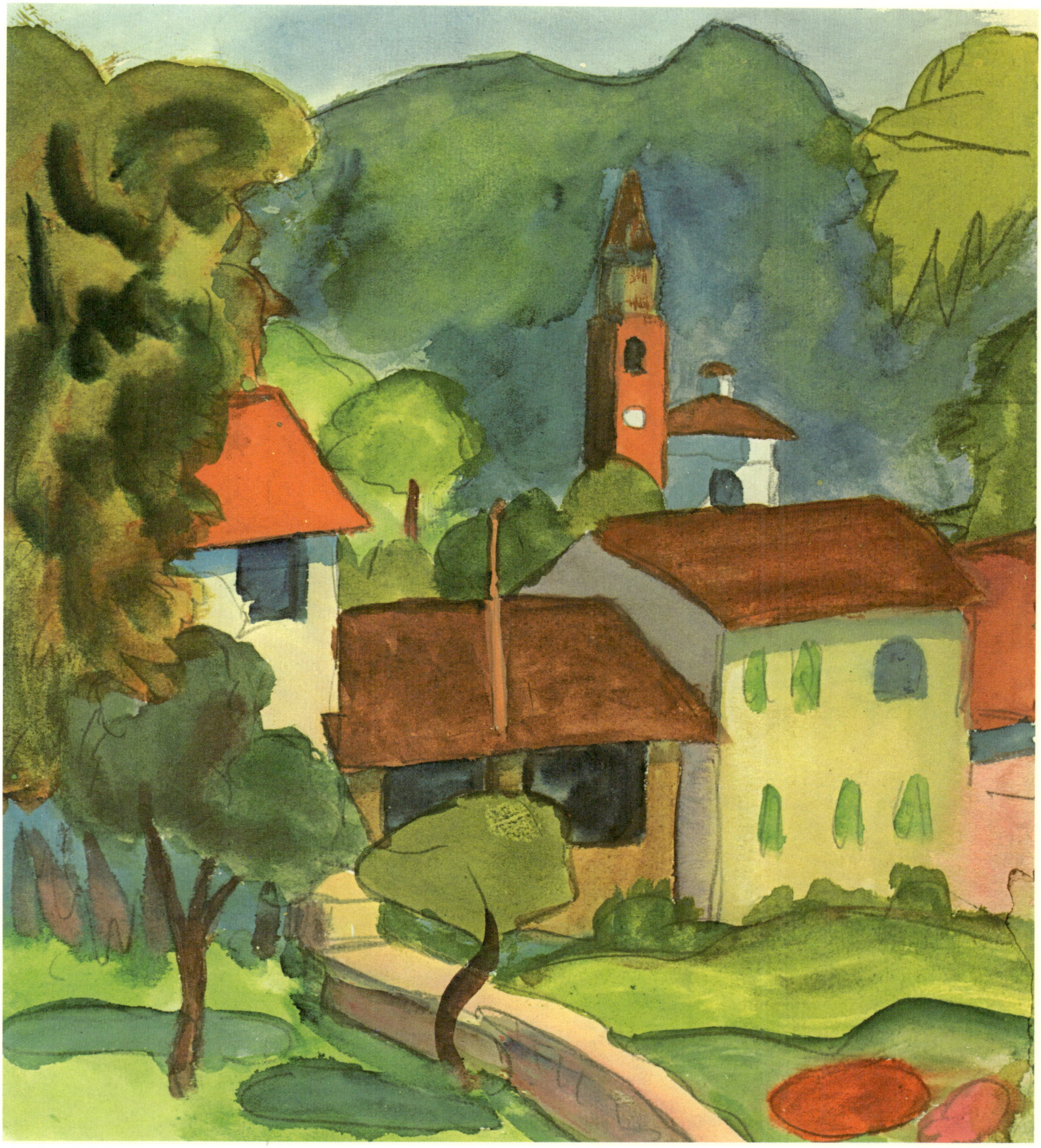

ABENDWOLKEN

An der Ostwand meines Wohn- und Arbeitszimmers ist eine schmale Balkontüre, die steht vom Mai bis tief in den September hinein Tag und Nacht offen, und davor hängt ein winziger Steinbalkon, einen Schritt breit und einen halben Schritt tief. Dieser Balkon ist mein bester Besitz. Seinetwegen habe ich mich vor manchen Jahren entschlossen, mich hier niederzulassen, seinetwegen kehre ich nach allen Reisen immer wieder mit einer gewissen Dankbarkeit hierher in meine Tessiner Wohnung zurück. Es ist immer mein Stolz und meine Kunst gewesen, schön zu wohnen und eine ausgesucht schöne, weite Aussicht vor meinen Fenstern zu haben; so schön wie hier aber ist kaum eine meiner früheren Aussichten gewesen. Mag dafür der Kalk von den Wänden bröckeln, die Tapete in Fetzen hängen, mag es an vielen Bequemlichkeiten fehlen – dieser Aussicht wegen bleibe ich hier wohnen. Vor dem Balkon fällt ein alter, südlicher Baumgarten steil den Berg hinunter: Palmen mit dicken Fächerkronen, Kamelien, Rhododendren, Mimosen, Judasbaum, dazwischen einige hohe Eiben, von Glyzinien ganz überklettert, und schmale, schwebende Rosenterrassen. Dieser verschlafene alte Garten hängt zwischen mir und der Welt, er und ein paar stille Bachschluchten, mit Kastanienwald bestanden, auf dessen Wipfel ich hinabblicke. Ihre Kronen rauschen mir Tag und Nacht, aus ihnen tönt am Abend der traurige Eulenschrei herüber, sie schützen mich vor der Welt, vor den Häusern und Menschen, vor Lärm und Staub. So bin ich leidlich geschützt, wenn ich auch der Welt nicht ganz und gar entronnen bin, noch entrinnen will. Es kommt immerhin eine Straße zu unserem Dorf herauf, und auf ihr jeden Tag ein Postauto, das bringt viele entbehrliche Briefe und manche entbehrliche Besucher hier herauf, doch mitunter auch willkommene.

In den Stunden, in denen ich meine Haustür geschlossen halte, kann kein Anruf der Welt mich erreichen. Es sind die Stunden am Nachmittag, und meist auch die des Abends. Dann ist das Haustor geschlossen, eine Glocke ist nicht da, und wenn ich nun auf meinem Zwergbalkon sitze, die vielen Terrassen des Gartens unter mir, dann kann kein Mensch mich stören. Dann sehe ich, über Garten und Waldschlucht hinweg, den Salvatore und hinter ihm den Generoso stehen, sehe den blitzenden Seearm von Porlezza und die hohen Berge jenseits des Comer-

sees, die bis weit in den Frühsommer hinein noch Schnee in ihren Scharten liegen haben.
Manchmal, wenn ich so am Abend sitze und zu den Abendwolken hinüberschaue, die drüben gerade in meiner Höhe schwimmen, dann bin ich nahezu zufrieden. Ich sehe die Welt da unten liegen und denke: du kannst mir gestohlen werden. Ich habe kein Glück in dieser Welt gehabt, ich habe nicht gut zu ihr gepaßt, und sie hat mir meine Abneigung reich erwidert und vergolten. Aber umgebracht hat sie mich nicht. Ich lebe noch, ich habe ihr Trotz geboten und habe mich gehalten, und wenn ich auch kein erfolgreicher Fabrikant oder Boxer oder Filmstern geworden bin, so bin ich doch das geworden, was zu werden ich mir als Knabe von zwölf Jahren in den Kopf gesetzt habe: ein Dichter, und ich habe unter anderem gelernt, daß die Welt, wenn man nichts von ihr will und sie nur still und aufmerksam mit seinen Augen betrachtet, uns manches zu bieten hat, wovon die Erfolgreichen, die Lieblinge der Welt nichts wissen. Zuschauenkönnen ist eine vortreffliche Kunst, eine raffinierte, heilsame und oft sehr vergnügliche Kunst.
Ich habe diese Kunst an den Abendwolken gelernt. Immer, wenn ich so am Abend meine Stunde auf dem Balkönchen sitze, habe ich es mit den Wolken zu tun, denn mein hochgelegenes Vogelnest blickt ja mitten in die Wolken hinein. Bei Regenwetter, bei den wilden leidenschaftlichen Unwettern dieses Klimas, kommen die Wolken bis in meine Stube herein, hängen in weißgrauen Fetzen am Balkongitter, kriechen mir bis um die Schuhe und winden sich draußen hinauf und hinab, in die grünen, triefenden Bergtäler, die bei jedem Blitz so erschrocken aufleuchten, in den frostigen, schwarzen See, in die blasse, saugende Himmelshöhe hinauf. Bei gutem Wetter aber, wenn der See blau blitzt und violette Abendschatten hat, wenn in den fernen Dörfern die Fensterscheiben golden aufbrennen und die Westkante der Berge wie aus durchscheinendem, rosigem Edelstein glüht, dann sind auch die Wolken sehr farbig und guter Laune und spielen stundenlang ihre absichtslosen, schweifenden Kinderspiele.
Einst, als Jüngling, hatte ich zu den Wolken ein frommes und etwas feierliches Verhältnis. Heute, im Altwerden, nehme ich sie nicht mehr so ernst, ohne sie doch weniger zu lieben. Sie sind Kinder, und Kinder werden nur von ihren Eltern ernst genommen, sonst von niemand. Die

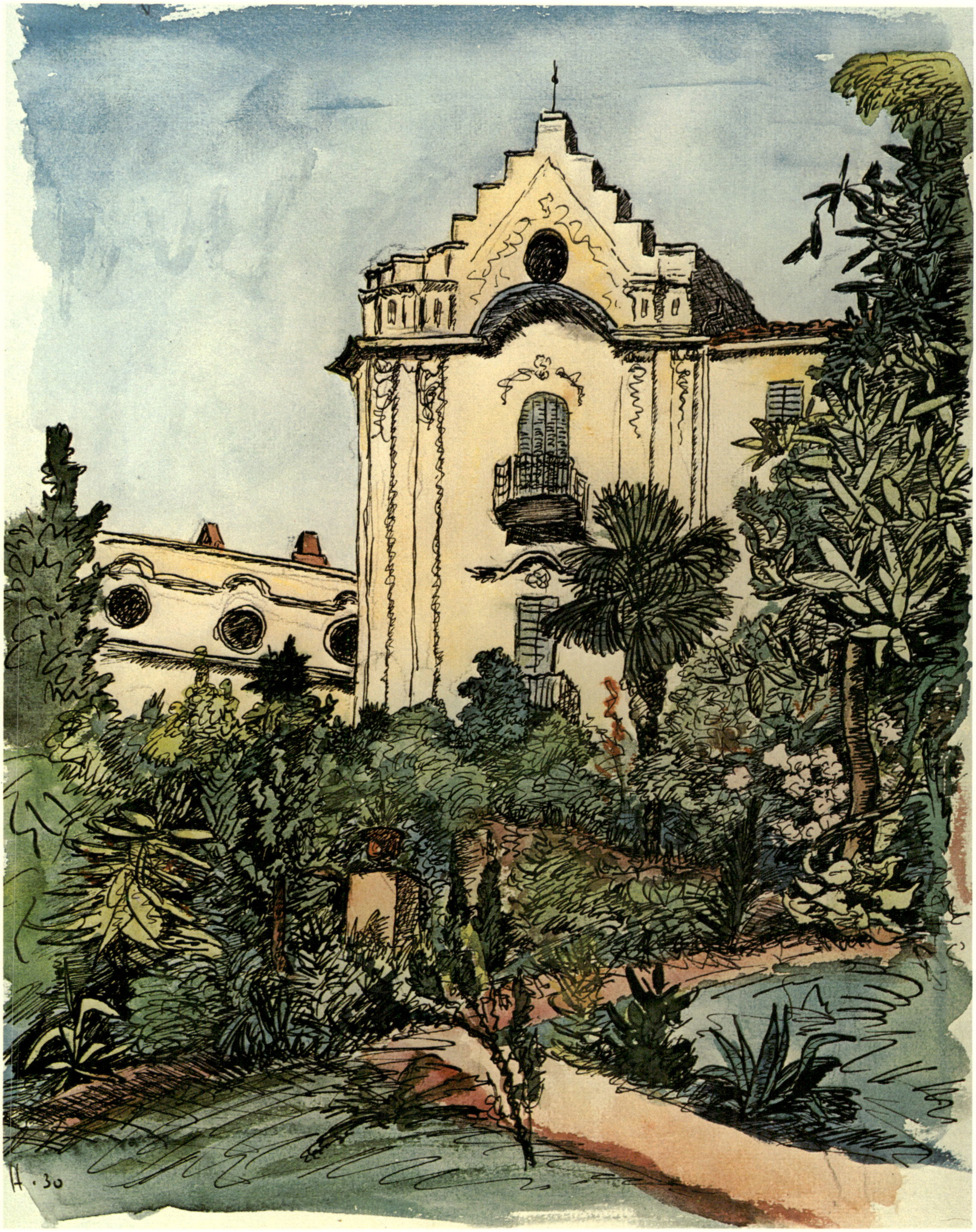
H. 30

Großeltern, die Alten, die schon selbst wieder mit dem Kindwerden beschäftigt sind, nehmen die Kinder nicht ernst, so wenig als sie sich selber ernst nehmen. Pathos ist eine schöne Sache, und jungen Menschen steht es oft wundervoll. Für ältere Leute eignet sich besser der Humor, das Lächeln, das Nichternstnehmen, das Verwandeln der Welt in ein Bild, das Betrachten der Dinge, als seien sie flüchtige Abendwolkenspiele.
Um aber die Hauptsache nicht zu vergessen, wegen der ich die Feder zur Hand genommen habe – gestern abend, am ersten schönen, feuchtklaren Tag nach einer Regenzeit, da war es mit den Wolken geradezu närrisch. Eben noch waren sie in langen Bänken über dem Himmel gelegen, in Wülsten niedergehangen, langsam vom auffrischenden Winde in sich selber aufgerollt und zusammengedreht, so daß sie allmählich alle zu langen, still in sich arbeitenden Walzen wurden. Eben war dies noch gewesen, eben noch war der ganze Himmel, soweit er nicht schon vom scharfen, kühlen Grünblau des klaren Abends erobert war, ein System von Bändern und Wülsten gewesen, von langsam sich windenden, langsam an Körper und Dichtigkeit zunehmenden Riesenschlangen, – und nun plötzlich, ich hatte kaum eine Minute weggeschaut, war der ganze Himmel in der Höhe frei und blitzend kühlklar, und alle Wolken waren klein und belanglos geworden, an den Horizont gedrückt, oben weiß und golden, mit blauen Bäuchen, alle langgezogen, Figuren wie Luftschiffe und wie Walfische, alle sehr plastisch, sehr fest zusammengepreßt und formig. Gerade in dieser Minute verließ das letzte Rosenrot und Gold die edelsteinernen Berggipfel, und die ganze Erde war erloschen, nur am Himmel strahlte der Tag noch flüchtig nach. Die Wolkenschiffe lagerten, trotzdem ein scharfer Wind ging, scheinbar regungslos und unentschlossen dicht über den Bergrücken und hatten noch ein wenig Rot und Kupferbraun in ihre erkaltenden Farben gemischt, mit den Nasen gegen den Wind, aber man mußte sie gut im Auge behalten, um sie von Minute zu Minute noch wiederzuerkennen, denn während sie solide und träg zu sein und sich kaum zu rühren schienen, flossen von innen her ihre Formen immerzu um- und ineinander. Scheinheilig trieben sie ihren Feierabend-Schabernack, ganz wie die Knaben, die an der Schulmauer stehen und den Lehrer mit gezogenen Mützen grüßen, und kaum sieht er sich um, sind sie weg, und hinter den Zäunen schwirrt Gelächter.
Inzwischen war nun eine von den langen Wolken über die andern

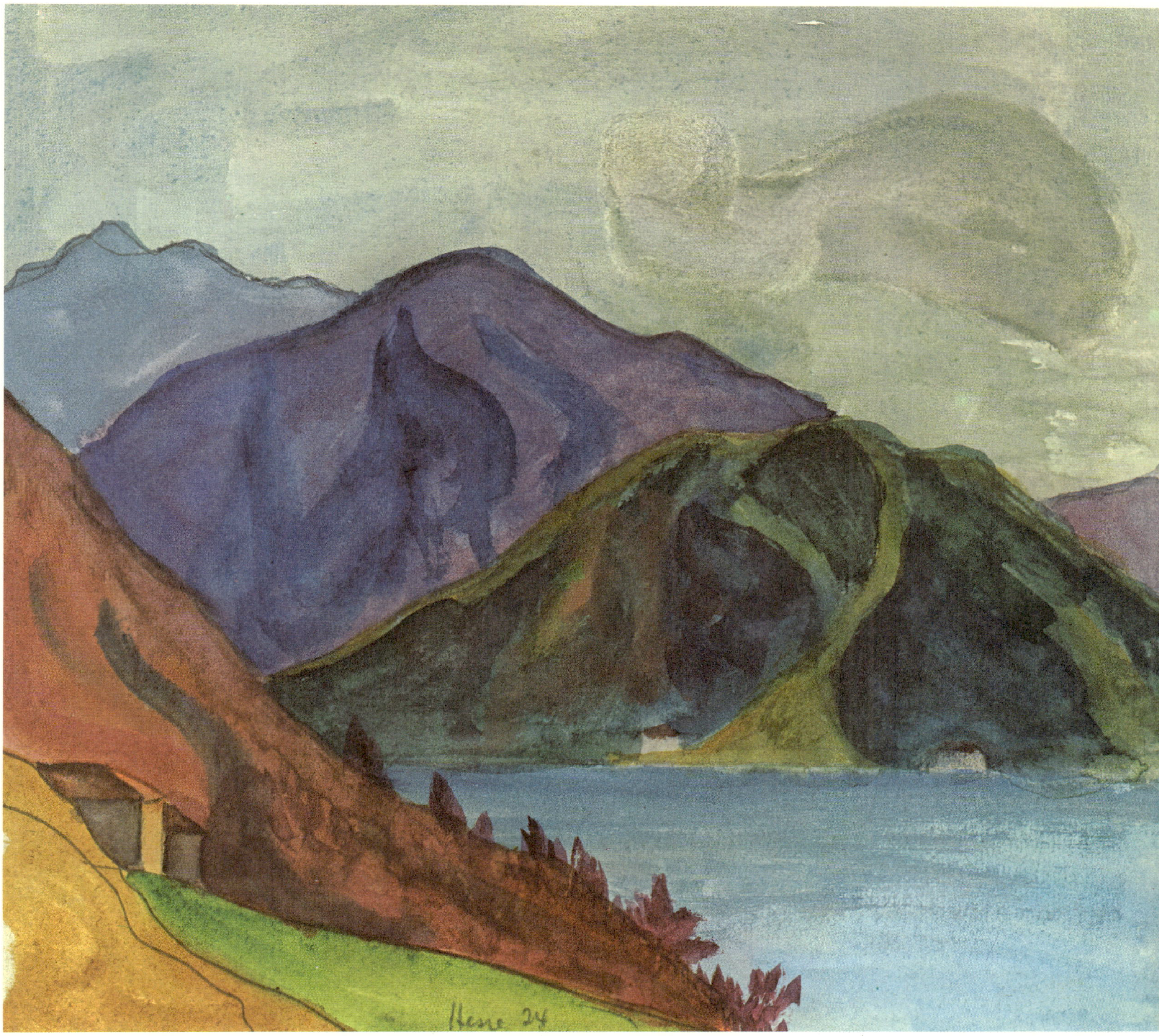
Hesse 24

hinaufgeschwommen, schwebte (auch sie scheinbar regungslos und wie aus Metall gegossen) rosig allein im Himmelsgrün, ward plötzlich ganz und gar durchglüht, heller Zinnober, nahm gleichzeitig eine entzückende Fischform an und schwamm, ein riesiger, leuchtender Goldkarpfen mit einer kleinen bläulichen Bauchflosse, lächelnd und überaus vergnügt dem Tod entgegen, denn das Licht war im letzten Schwinden begriffen, und mein Goldfisch hatte keine Minute mehr zu leben. Schon wurde er vom Schwanze her brauner und schwerer, vom Bauche her blauer, schon brannte der lichte Zinnober und das Gold bloß noch am obersten Rande seines Rückens. Da zog er blitzschnell den Schwanz ein, blies den Kopf auf, daß er ganz rund wurde, und während er schon erlosch und sein letztes Gold verlor, ballte er sich zur Kugel zusammen, blies aus der Kugel heraus – als wollte er seine Seele ausblasen – zwei Fäden grauer Wolkenschleier, blies und blies, löste sich verwehend in die immer dünner werdenden Schleier auf, und war hinweg und verschwunden.
Nie hatte ich eine so witzige Art von Selbstmord gesehen. Duckt dieser Bursche von Goldfisch da sich zur Qualle zusammen, bläst seine eigene Seele, bläst seine eigene Substanz mit eigener Kraft durch einen Mund, durch einen Schlund, durch ein Loch, und bläst sich selber weg ins Wesenlose. Einst, als ich noch drunten in der Welt lebte und sie und mich ernst nahm, hatte ich mancherlei erlebt und mitangesehen, manches schwer zu Verstehende, manches schwer zu Erleidende, darunter einen Weltkrieg – aber etwas so Verblüffendes, so Kindisch-Spielerisches an Benehmen hatte ich noch nie an einem Menschen, einer Nation oder einem Parlament gesehen. Und es war doch nicht wenig, was ich einst, solang ich sie ernst nahm, draußen in der Welt gesehen hatte.
Fort war der Goldfisch, und meine Freude war für heute erloschen.
Es wartete zwar drinnen ein schönes Buch auf mich, aber viel lieber wäre ich noch eine Stunde mit meinem Goldfisch geschwommen.

1926

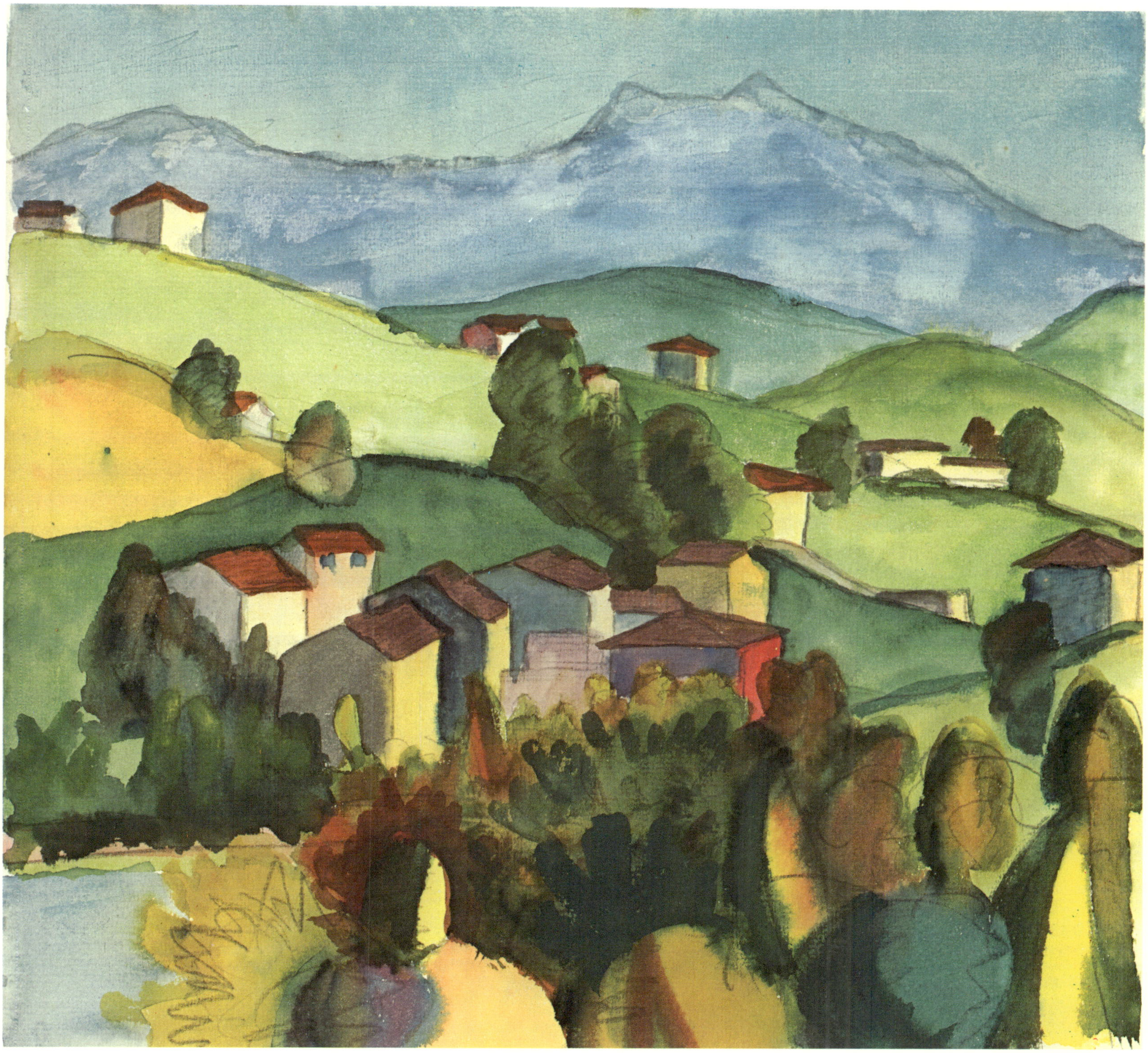

Wenn ich nach Monaten der Abwesenheit auf meinen Tessiner Hügel zurückkehre, jedesmal wieder von seiner Schönheit überrascht und gerührt, dann bin ich nicht ohne weiteres einfach wieder zu Hause, sondern muß mich erst umpflanzen und neue Saugwurzeln treiben, muß Fäden wieder anknüpfen, Gewohnheiten wiederfinden und da und dort erst wieder Fühlung mit der Vergangenheit und Heimat suchen, ehe das südliche Landleben wieder zu munden beginnt. Es müssen nicht bloß die Koffer ausgepackt und die ländlichen Schuhe und Sommerkleider hervorgesucht werden, es muß auch festgestellt werden, ob es während des Winters tüchtig ins Schlafzimmer geregnet hat, ob die Nachbarn noch leben, es muß nachgesehen werden, was sich während eines halben Jahres hier wieder verändert hat, und wieviel Schritte der Prozeß vorwärts gegangen ist, der allmählich auch diese geliebte Gegend ihrer lang bewahrten Unschuld entkleidet und mit den Segnungen der Zivilisation erfüllt. Richtig, bei der unteren Schlucht ist wieder ein ganzer Waldhang glatt abgeholzt, und es wird eine Villa gebaut, und an einer Kehre ist unsere Straße verbreitert worden, das hat einem zauberhaften alten Garten den Garaus gemacht. Die letzten Pferdeposten unserer Gegend sind eingegangen und durch Autos ersetzt, die neuen Wagen sind viel zu groß für diese alten, engen Gassen. Also nie mehr werde ich den alten Piero mit seinen beiden strotzenden Pferden sehen, wie er in der blauen Postillonsuniform mit der gelben Kutsche seinen Berg herunter gerasselt kommt, nie mehr werde ich ihn beim Grotto del Pace zu einem Glas Wein und einer kleinen außeramtlichen Ruhepause verführen. Ach, und niemals mehr werde ich über Liguno an dem herrlichen Waldrand sitzen, meinem liebsten Malplatz: ein Fremder hat Wald und Wiese gekauft und mit Draht eingezäunt, und wo die paar schönen Eschen standen, wird jetzt seine Garage gebaut.

Dagegen grünen die Grasstreifen unter den Reben in der alten Frische, und unter den welken Blättern hervor rascheln wie immer die blaugrünen Smaragdeidechsen, der Wald ist blau und weiß von Immergrün, Anemonen und Erdbeerblüte, und durch den junggrünen Wald schimmert kühl und sanft der See herauf. Ich habe die Koffer ausgepackt, habe mir die Dorfneuigkeiten erzählen lassen, habe der Witwe des verstorbenen

Cesco kondoliert und der Ninetta zu ihrer schwarzäugigen Bambina Glück gewünscht, ich habe auch meine Malsachen herausgesucht und bereitgelegt, den Rucksack, das Stühlchen, das hübsche körnige Aquarellierpapier, die Bleistifte, die Farben. Das ist immer das hübscheste bei dieser Arbeit: alle die kleinen Vertiefungen meiner Palette mit den frischen, froh leuchtenden Farben anzufüllen, dem beglückenden Kobaltblau, dem lachenden Zinnober, dem zarten Zitrongelb, dem durchsichtigen Gummigutt. Das wäre nun getan. Aber mit dem Wiederbeginn des Malens ist es so eine Sache, ich schiebe es gern noch ein wenig hinaus, bis morgen, bis zum Sonntag, bis zur nächsten Woche. Wenn man nach sechs Monaten zum erstenmal wieder im Grünen sitzt und seinen Pinsel ins Wasser taucht und sich jetzt wieder daran machen will, ein Stück vom Sommer aufs Papier zu bringen, dann sitzt man mit dem entwöhnten Auge und der ungeübten Hand recht hilflos und traurig da, und Gras und Stein, Himmel und Gewölk sind schöner, als sie jemals waren, und unmöglicher und gewagter als je scheint es, sie malen zu wollen. Nein, ich warte damit noch ein wenig.
Immerhin, ein ganzer Sommer und Herbst liegt vor mir, noch einmal hoffe ich, es ein paar Monate lang gut zu haben, lange Tage im Freien dahinzuleben, die Gicht wieder ein wenig loszuwerden, mit meinen Farben zu spielen und das Leben etwas fröhlicher und unschuldiger zu leben, als es im Winter und in den Städten möglich ist. Schnell laufen die Jahre weg – die barfüßigen Kinder, die ich vor Jahren bei meinem Einzug in dies Dorf zur Schule laufen sah, sind schon verheiratet oder sitzen in Lugano oder Mailand an Schreibmaschinen oder hinter Ladentischen, und die damaligen Alten, die Dorfgreise, sind inzwischen gestorben.
Da fällt mir die Nina ein – ob die noch am Leben ist? Lieber Gott, daß ich erst jetzt an sie denke! Die Nina ist meine Freundin, eine der wenigen guten Freundinnen, die ich in der Gegend habe. Sie ist 78 Jahre alt und wohnt in einem der hintersten kleinen Dörfchen der Gegend, an welches die neue Zeit noch nicht die Hand gelegt hat. Der Weg zu ihr ist steil und beschwerlich, ich muß in der Sonne einige hundert Meter den Berg hinab und jenseits wieder hinaufsteigen. Aber ich mache mich sofort auf den Weg und laufe erst durch die Weinberge und den Wald bergab, dann quer durchs grüne schmale Tal, dann steil jenseits bergan über die Hänge, die im Sommer voll von Zyklamen und im Winter voll von

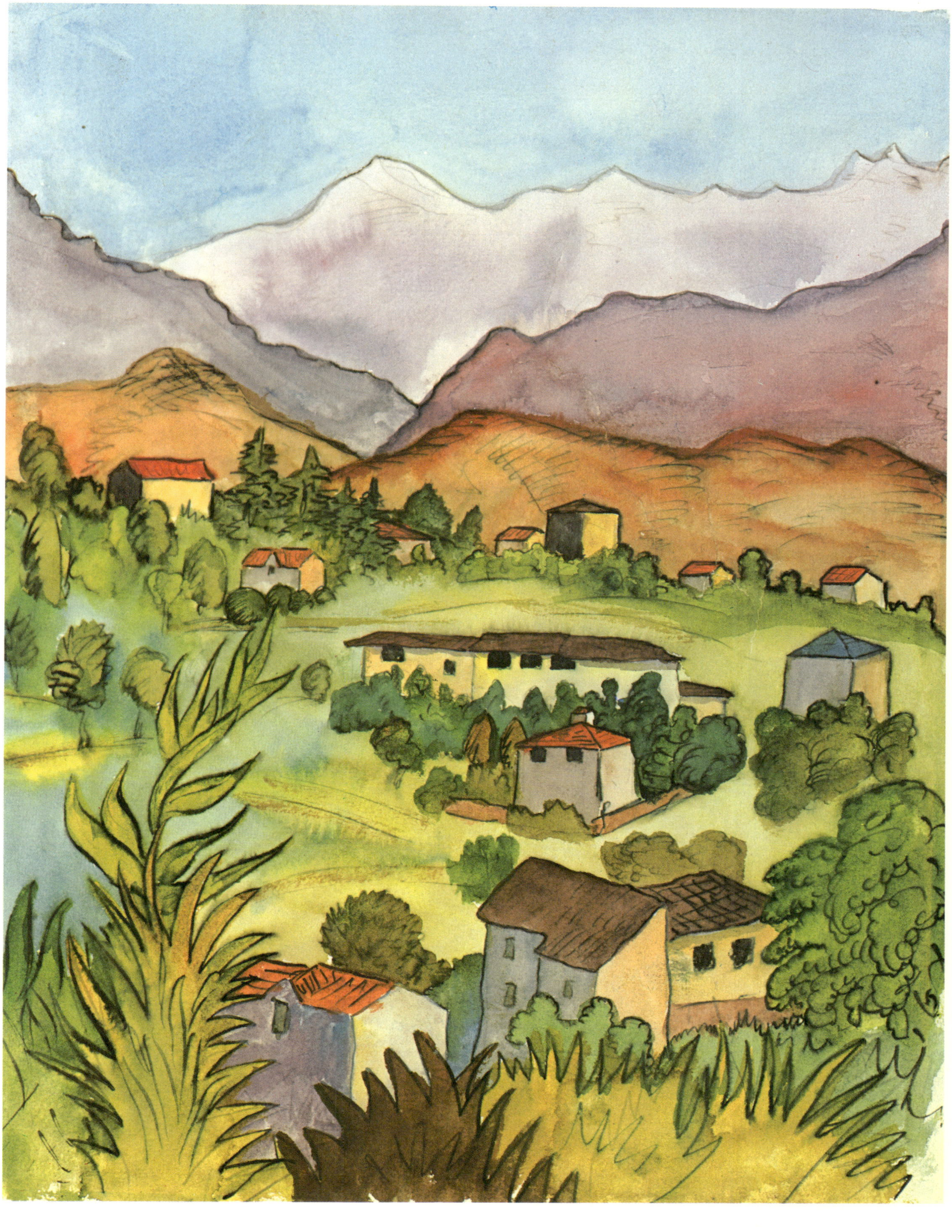

Christrosen stehen. Das erste Kind im Dorf frage ich, was denn die alte Nina mache. O, wird mir erzählt, die sitze am Abend noch immer an der Kirchenmauer und schnupfe Tabak. Zufrieden gehe ich weiter: sie ist also noch am Leben, ich habe sie noch nicht verloren, sie wird mich lieb empfangen und wird zwar etwas brummen und klagen, mir aber doch wieder das aufrechte Beispiel eines einsamen alten Menschen geben, der sein Alter, seine Gicht, seine Armut und Vereinsamung zäh und nicht ohne Spaß erträgt und vor der Welt keine Faxen und Verbeugungen macht, sondern auf sie spuckt und gesonnen ist, bis zur letzten Stunde weder Arzt noch Priester in Anspruch zu nehmen.
Von der blendenden Straße trat ich an der Kapelle vorbei in den Schatten des uralten finsteren Gemäuers, das da verwinkelt und trotzig auf dem Fels des Bergrückens steht und keine Zeit kennt, kein anderes Heute als die ewig wiederkehrende Sonne, keinen Wechsel als den der Jahreszeiten, Jahrzehnt um Jahrzehnt, Jahrhundert um Jahrhundert. Irgendeinmal werden auch diese alten Mauern fallen, werden diese schönen, finstern, unhygienischen Winkel umgebaut und mit Zement, Blech, fließendem Wasser, Hygiene, Grammophonen und andern Kulturgütern ausgestattet sein, über den Gebeinen der alten Nina wird ein Hotel mit französischer Speisekarte stehen oder ein Berliner seine Sommervilla bauen. Nun, heute stehen sie noch, und ich steige über die hohe Steinschwelle und die gekrümmte steinerne Treppe hinauf in die Küche meiner Freundin Nina. Da riecht es wie immer nach Stein und Kühle und Ruß und Kaffee und intensiv nach dem Rauch von grünem Holz, und auf dem Steinboden vor dem riesigen Kamin sitzt auf ihrem niederen Schemel die alte Nina und hat im Kamin ein Feuerchen brennen, von dessen Rauch ihr die Augen etwas tränen, und stopft mit ihren braunen gichtgekrümmten Fingern die Holzreste ins Feuer zurück.
»Hallo, Nina, grüß Gott, kennt Ihr mich noch?«
»Oh, Signor poeta, caro amico, son content di rivederla!«
Sie erhebt sich, obwohl ich es nicht dulden will, sie steht auf und braucht lange dazu, es geht mühsam mit den steifen Gliedern. In der Linken hat sie die hölzerne Tabaksdose zittern, um Brust und Rücken ein schwarzes Wolltuch gebunden. Aus dem alten schönen Raubvogelgesicht blicken traurig-spöttisch die scharfen gescheiten Augen. Spöttisch und kameradschaftlich blickt sie mich an, sie kennt den Steppenwolf, sie weiß, daß ich

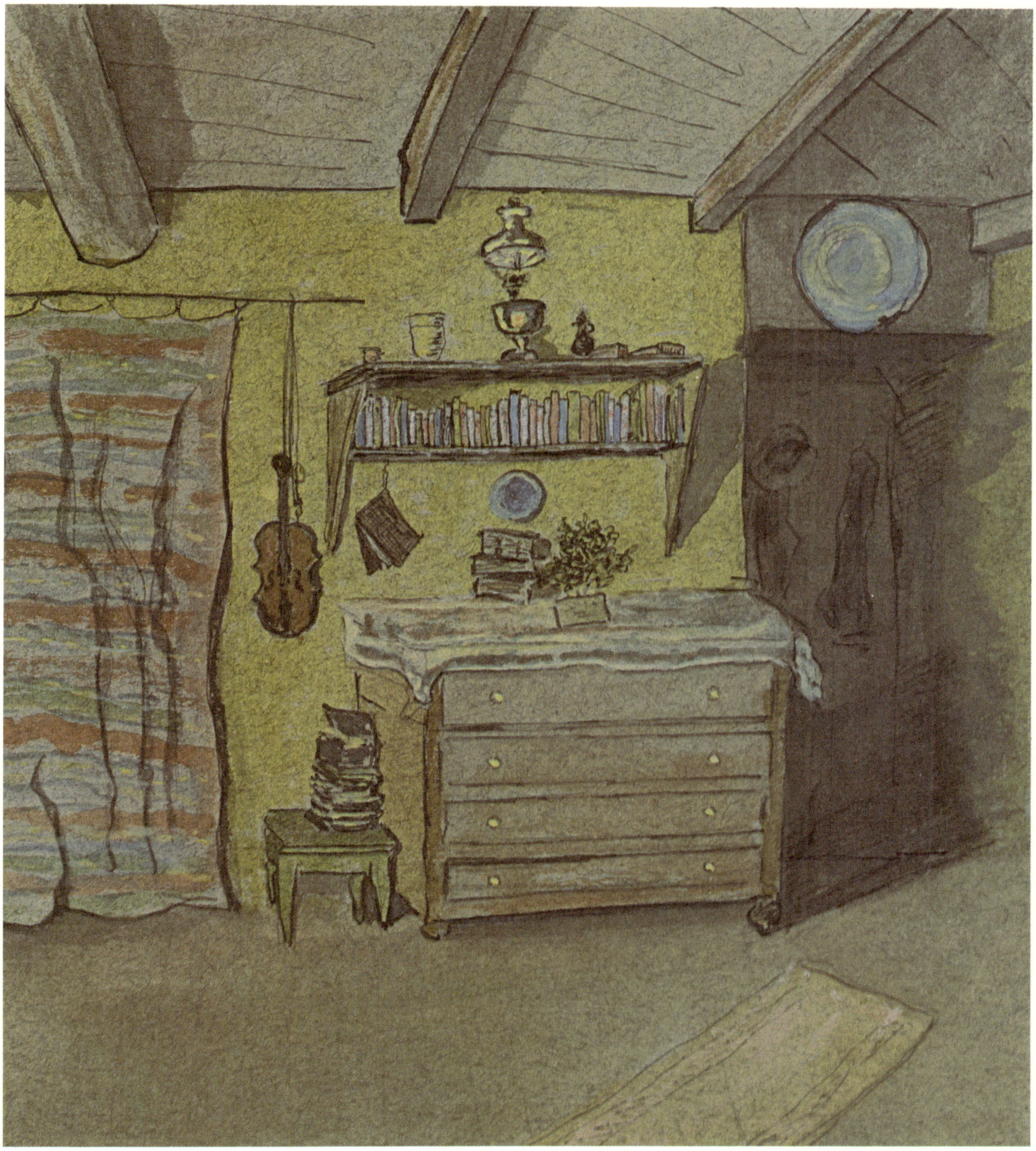

zwar ein Signore und ein Künstler bin, daß aber doch nicht viel mit mir los ist, daß ich allein da im Tessin herumlaufe und das Glück ebenso wenig eingefangen habe wie sie selber, obwohl ohne Zweifel wir beide ziemlich scharf darauf aus waren. Schade, Nina, daß du für mich vierzig Jahre zu früh geboren bist. Schade! Zwar scheinst du nicht jedem schön, manchen scheinst du eher eine alte Hexe zu sein, mit etwas entzündeten Augen, mit etwas gekrümmten Gliedern, mit dreckigen Fingern und mit Schnupftabak an der Nase. Aber was für eine Nase in dem faltigen Adlergesicht! Was für eine Haltung, wenn sie sich erst aufgerichtet hat und in ihrer hagern Größe aufrecht steht! Und wie klug, wie stolz, wie verachtend und doch nicht böse ist der Blick deiner schöngeschnittenen, freien, unerschrockenen Augen! Was mußt du, greise Nina, für ein schönes Mädchen, was für eine schöne, kühne, rassige Frau gewesen sein! Nina erinnert mich an den vergangenen Sommer, an meine Freunde, an meine Schwester, an meine Geliebte, die sie alle kennt, sie späht dazwischen scharf nach dem Kessel, sieht das Wasser sieden, schüttet gemahlenen Kaffee aus der Lade der Kaffeemühle hinein, stellt mir eine Tasse her, bietet mir zu schnupfen an, und jetzt sitzen wir am Feuer, trinken Kaffee, spucken ins Feuer, erzählen, fragen, werden allmählich schweigsam, sagen dies und jenes von der Gicht, vom Winter, von der Zweifelhaftigkeit des Lebens.

»Die Gicht! Eine Hure ist sie, eine verfluchte Hure! Sporca putana! Möge sie der Teufel holen! Möge sie verrecken. Na, lassen wir das Schimpfen! Ich bin froh, daß Ihr gekommen seid, ich bin sehr froh. Wir wollen Freunde bleiben. Es kommen nicht mehr viele zu einem, wenn man alt ist. Achtundsiebzig bin ich jetzt.«

Sie steht nochmals mit Mühen auf, sie geht ins Nebenzimmer, wo am Spiegel die erblindeten Photographien stecken. Ich weiß, jetzt sucht sie nach einem Geschenk für mich. Sie findet nichts und bietet mir eine der alten Photographien als Gastgeschenk an, und als ich sie nicht nehme, muß ich wenigstens noch einmal aus ihrer Dose schnupfen.

Es ist in der verrauchten Küche meiner Freundin nicht sehr sauber und gar nicht hygienisch, der Boden ist vollgespuckt, und das Stroh am Stuhl hängt zerrissen herunter, und wenige von Euch Lesern würden gern aus dieser Kaffeekanne trinken, dieser alten blechernen Kanne, die schwarz von Ruß und grau von Aschenresten ist und an deren Rändern

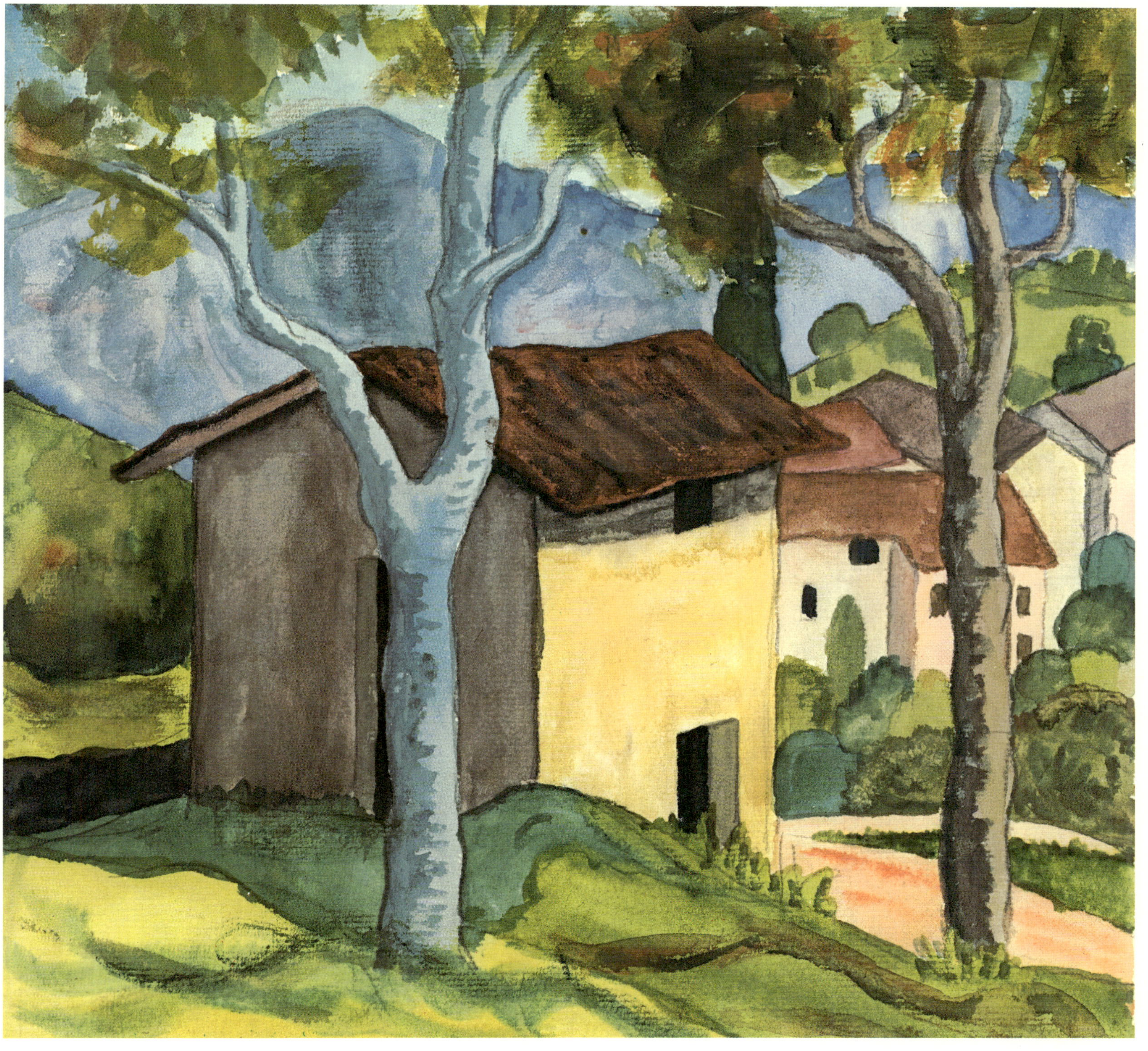

seit Jahren der vertrocknete eingedickte Kaffee eine dicke Kruste gebildet hat. Wir leben hier außerhalb der heutigen Welt und Zeit, etwas ruppig und schäbig zwar, etwas verkommen und gar nicht hygienisch, aber dafür nahe bei Wald und Berg, nahe bei den Ziegen und Hühnern (sie laufen gackernd in der Küche herum), nahe bei den Hexen und Märchen.
Der Kaffee aus der krummen Blechkanne schmeckt wundervoll, ein starker tiefschwarzer Kaffee mit einem leisen, aromatischen Anflug vom bittern Geschmack des Holzrauches, und unser Beisammensitzen und Kaffeetrinken und die Schimpfworte und Koseworte und das tapfere alte Gesicht der Nina sind mir unendlich viel lieber als zwölf Tee-Einladungen mit Tanz, als zwölf Abende mit Literaturgespräch im Kreise berühmter Intellektueller – obwohl ich gewiß auch diesen hübschen Dingen ihren relativen Wert nicht absprechen möchte.
Draußen geht jetzt die Sonne weg, Ninas Katze kommt herein und ihr auf den Schoß gesprungen, wärmer leuchtet der Feuerschein an den gekalkten Steinwänden. Wie kalt, wie grausam kalt muß der Winter in dieser hohen, schattigen, leeren Steinhöhle gewesen sein, nichts drin als das winzige offene Feuerchen, im Kamin flackernd, und die alte einsame Frau mit der Gicht in den Gelenken, ohne andere Gesellschaft als die Katze und die drei Hühner.
Die Katze wird wieder fortgejagt. Nina steht wieder auf, groß und gespenstisch steht sie im Zwielicht, die hagere knochige Gestalt mit dem weißen Schopf über dem streng blickenden Raubvogelgesicht. Sie läßt mich noch nicht fort. Sie hat mich eingeladen, noch eine Stunde ihr Gast zu sein und geht nun, um Brot und Wein zu holen.

1927

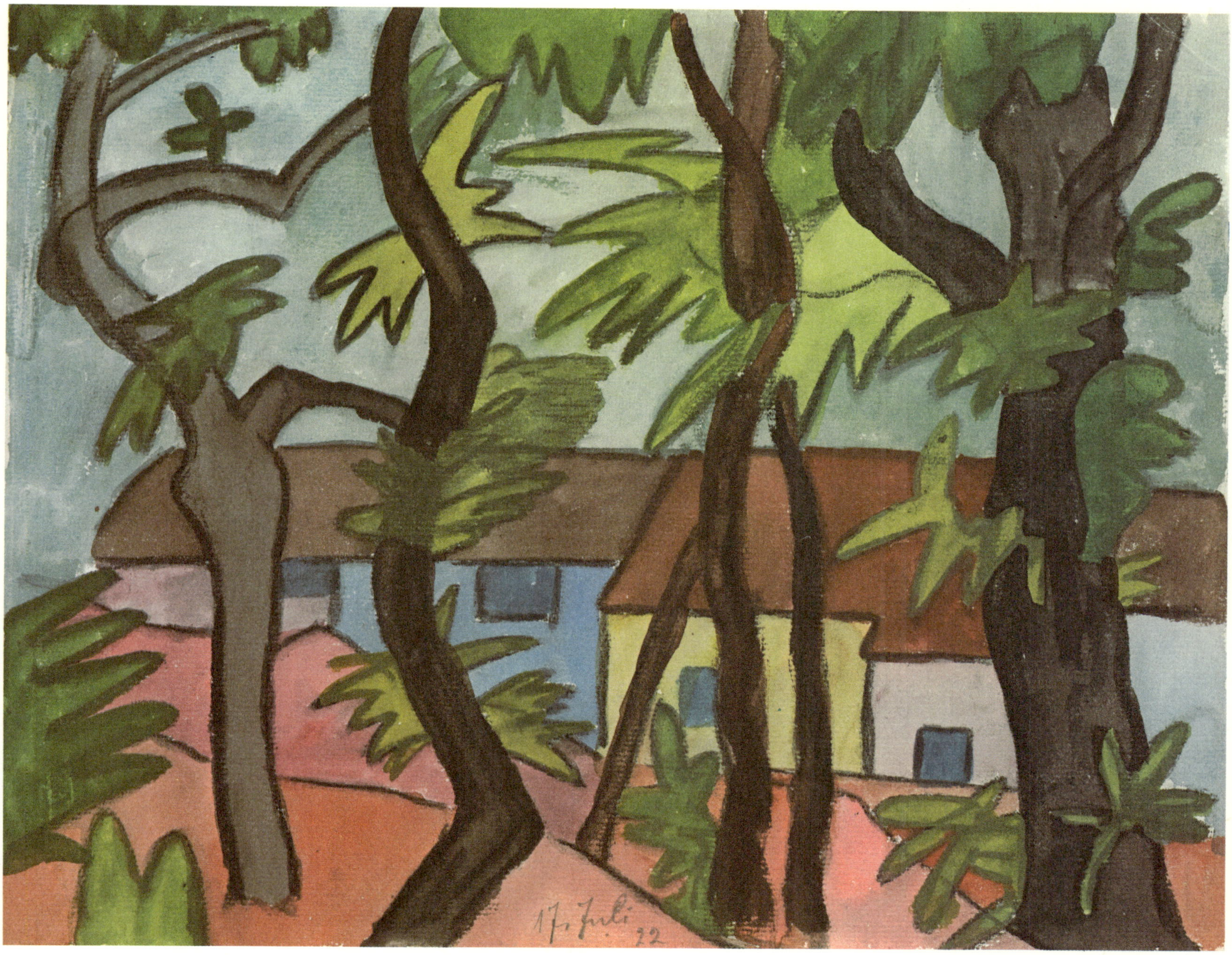
17. Juli 22

Wieder einmal ist es mir geglückt, einen Vormittag für mich zu retten und zu entwischen. Die Pflichten mögen ein wenig warten. Der ganze Kram meiner täglichen Existenz mag ein wenig liegen bleiben; bin ich denn wirklich verpflichtet, diesen langweiligen und rostigen Apparat immer wieder in Gang zu halten. Warten mögen die Korrekturen vom Verleger, warten mag der Herr in Bochum oder Dortmund, der mich für den Winter zu einem Vortrag einlädt, warten mögen die Briefe der Studenten und der Backfische, warten die Besuche aus Berlin und Zürich, die Literaturknaben und geistigen Edeltanten – mögen sie vor meinem Hause auf und ab wandeln und sich einmal auch die schöne Gegend betrachten, statt immer nur Literatur zu schwatzen! . . .
Dem allem bin ich davongelaufen, es gibt jetzt für ein paar Stunden keine Bücher, kein Studierzimmer mehr. Es gibt nur die Sonne und mich, und diesen hellzarten, apfelgrün durchschimmerten Septembermorgenhimmel, und das strahlende Gelb im herbstlichen Laub der Maulbeerbäume und der Reben. Ich habe mein Malstühlchen in der Hand, das ist mein Zauberapparat und Faustmantel, mit dessen Hilfe ich schon tausendmal Magie getrieben und den Kampf mit der blöden Wirklichkeit gewonnen habe. Und auf dem Rücken habe ich den Rucksack, darin ist mein kleines Malbrett, und meine Palette mit Aquarellfarben, und ein Fläschchen mit Wasser fürs Malen, und einige Blatt schönes italienisches Papier, und auch eine Zigarre und ein Pfirsich. Ich ziehe aus, grade noch ehe der Briefträger mich erwischen kann, der in zehn Minuten da sein muß, ich marschiere zum Dorf hinaus und singe das alte italienische Soldatenlied vor mich hin: *Addio la caserna, non ci vedremo più!*
Weit komme ich nicht. Kaum bin ich in einen kleinen Wiesenfußweg eingebogen, wo im Schatten eines Rebenhügels das Gras noch triefend naß vom Tau steht, da ruft mich schon ein Bild an, das unbedingt gemalt werden muß, so schön und geheimnisvoll strahlend blickt es mich an: ein alter Baumgarten, der mit Eiben, Palmen, Zypressen, Magnolien und vielem Gebüsch steil den Berg hinan strebt, wie Flammen steigen, mit leicht gebogenen, nadelspitzen Wipfeln, die Zypressen in den Himmel, und unten brennt in dem Meer von dunklem Grün ein grellrotes Hohlziegeldach mit entzückenden, zackigen Schatten, und hoch oben aus dem schlafen-

den Garten- und Baumparadies blickt zart und kokett ein helles Landhaus mit scharfen Schattenkanten. Eigentlich paßt es mir gar nicht, mich schon hier, beinahe noch im Dorf, aufzuhalten, und mir im hohen Grase nasse Füße zu holen, aber da ist nun nichts zu machen, das rote Dach, und der Schatten unterm Kamin, und die paar tiefen, mysteriösen Blau im Laubmeer der Terrasse lassen mich nicht los, das muß ich malen.
Ich stelle mein Klappstühlchen auf, den Freund und Kameraden meiner Ausflüge aus dem Hause ins Freie, aus den Pflichten in die Vergnügungen, aus der Literatur in die Malerei. Vorsichtig setze ich mich, der tuchene Sitz kracht ein wenig und warnt mich, ich muß neue Nägel hineinschlagen, natürlich habe ich es gestern wieder vergessen! Warum? Weil wieder ein Herr aus Deutschland da war, der sich für Ferientage im Süden aufhielt und nichts Klügeres mit diesen Tagen anzufangen wußte, als Landsleute aufzusuchen und von Literatur zu schwatzen! Na, möge er die Beine brechen! Nein, das eigentlich doch nicht – aber möge er künftig in Berlin bleiben! Leise kracht mein Stühlchen. Und ich lege den Rucksack ins Gras und packe aus, die Malschachtel, den Bleistift, das Papier, ich lege den Karton auf meine Knie und fange an aufzuzeichnen, das Dach, das Kamin mit dem Schatten, die Hügellinie, die hohe, strahlende Villa, die dunklen Raketen der Zypressen, den besonnten, lichten Kastanienstamm, der so wunderbar im tiefen Blauschatten des Gehölzes schimmert. Bald bin ich fertig, es kommt mir heute nicht auf Kleinigkeiten an, bloß auf die Farbflächen. Andere Male wieder kann ich mich auch ins Kleine und Einzelne verlieren und die Blätter am Baum abzählen, aber heute nicht! Heut kommt es mir bloß auf die Farbe an, auf dies satte, schwere Rot des Baches, auf alle die Blaurot und Violett darin, auf das Herausleuchten des lichten Hauses aus dem Baumdunkel.
Schnell reiße ich die Farben heraus, schenke etwas Wasser in den winzigen Becher, tauche den Pinsel ein – – aber da erschrecke ich sehr. Mehrere von den Farbenhöhlen meiner Palette sind leer, sind vollkommen leer, und sauber ausgekratzt, auch nicht ein Rest von Farbe mehr drin, und unter den Farben, die da fehlen, ist der Krapplack! Es fehlt also ausgerechnet die Farbe, auf die ich mich so sehr gefreut hatte, wegen deren tiefem Klang ich überhaupt diese Skizze aufgezeichnet hatte! Wie sollte ich das herrliche Hohlziegeldach ohne Krapplack malen?!
Und, lieber Gott, *warum* fehlte der Krapplack denn, warum waren

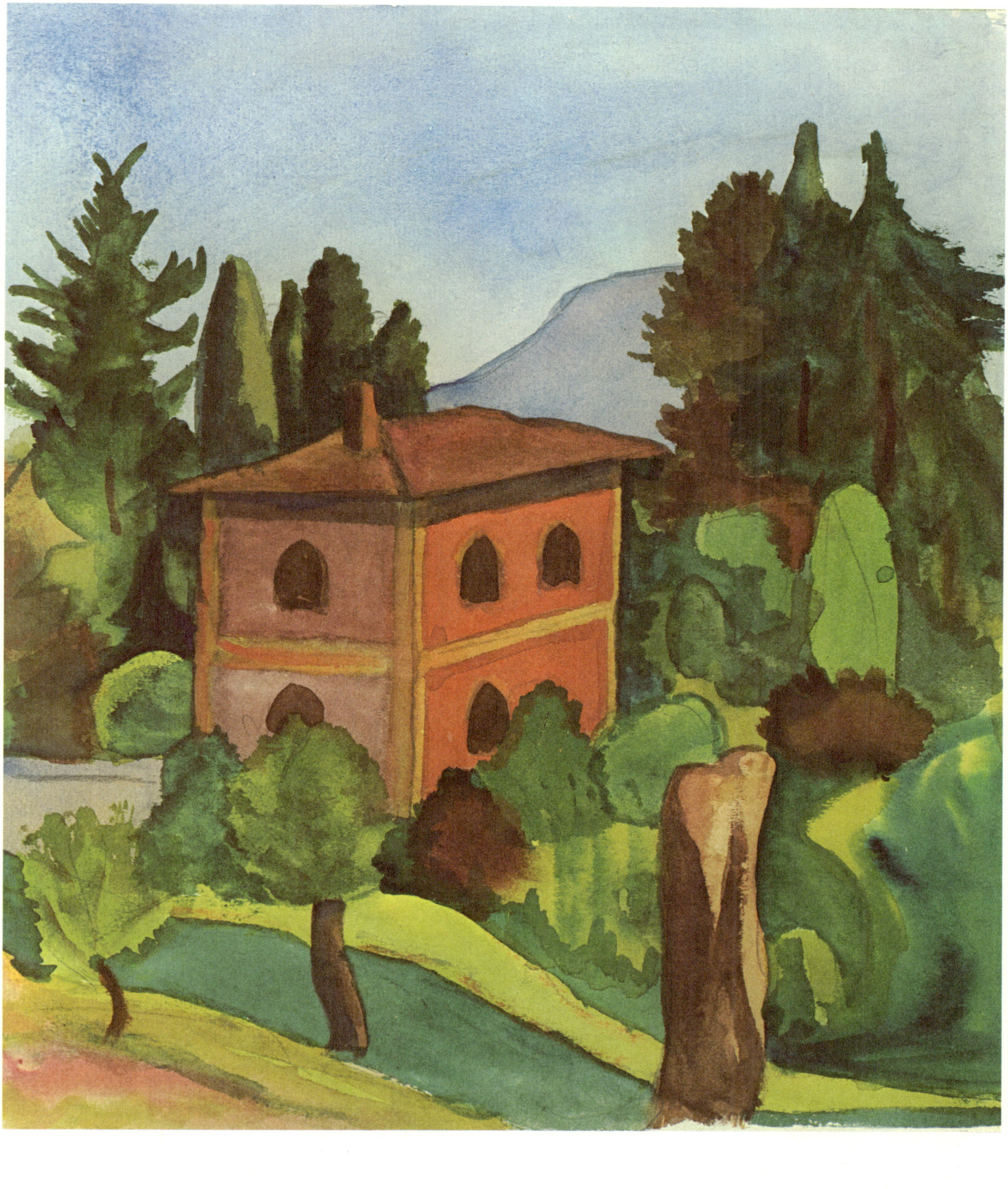

diese leeren ausgekratzten Löcher ohne Farbe? Ach, ich wußte es sofort wieder. Es war vor zwei, drei Tagen. Ich war vom Malen zurückgekommen und hatte zu Hause, noch ehe ich mich wusch und ausruhte, alsbald mich daran gemacht, einige von den Farbgruben neu aufzufüllen, ich hatte den Kobalt, den Krapplack, einige von den Grün weggekratzt, hatte die Hände voll Farbe gehabt und eben die Farbtuben zum Nachfüllen aus dem Schrank holen wollen, da hatte es geklopft, und es war wieder so ein Besucher gekommen, ein Herr in einem sehr schönen Tennisanzug, der nach Grand Hotel und eigenem Auto roch, und der, da er sich gerade etwas in Lugano aufhielt, auf die Idee gekommen war, zu mir herauf zu fahren, um mir mitzuteilen, daß er meinen »Steppenwolf« gelesen habe und daß im Grunde auch er so eine Art von Steppenwolfnatur sei. Er sah gerade so aus! Nun, ich hatte meine Malsachen schnell in den Rucksack zurück gestopft und den Herrn eine Viertelstunde lang angehört und ihn dann an die Haustür gebracht und die Türe doppelt hinter ihm geschlossen und verriegelt – aber die Farben hatte ich über seiner Unterhaltung vergessen, und jetzt saß ich da, voll Maleifer, verliebt in dies rote Dach, und hatte keinen Krapplack! Nein, man sollte keine fremden Leute bei sich empfangen! Und man sollte keine Bücher schreiben! Das hatte man davon!
Ich war wütend.
Indessen, mit dem Temperament allein wird keine Kunst gemacht, es gehört auch Klugheit dazu. Daran erinnerte ich mich, und sagte mir: »Wenn du nicht fähig bist, den gewollten Klang auf deinem Bild auch ohne Krapplack zu erreichen, dann gib das Malen lieber auf!« Und machte mich daran, den Krapplack zu ersetzen. Ich nahm Zinnober und mischte ein wenig von einem Blaurot hinein, und als das mit allem Mischen nicht die ersehnte Farbe geben wollte, tönte ich die Umgebung des Baches aus dem Blauen mehr ins Gelbgrüne, um wenigstens den Kontrast herauszukriegen. Und ich mischte, verbiß mich, strengte mich an und vergaß den Lack, vergaß die Fremden, die Literatur, die Welt, es gab nichts mehr als den Kampf mit diesen paar Farbflächen, die miteinander eine ganz bestimmte Musik ergeben mußten. Und schließlich war mein Blatt vollgemalt, eine Stunde war vergangen.
Aber nachdem ich das Papier ein wenig hatte trocknen lassen und es nun im Grase vor mir aufstellte, sah ich sofort, daß nichts erreicht, nichts geglückt war. Einzig der Schatten unterm Dach der Villa war schön,

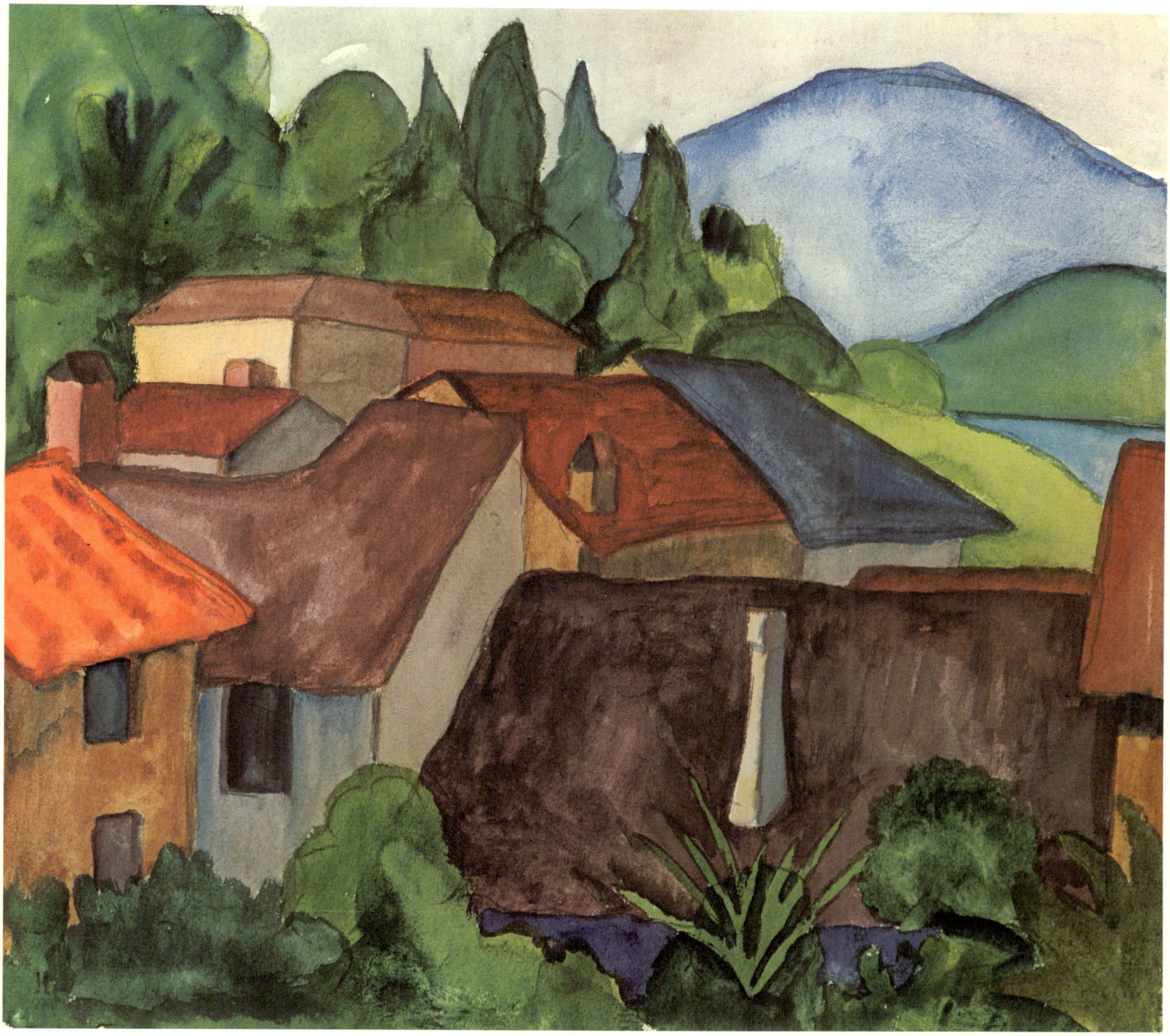

der saß, der war richtig und stand fein zum Himmel, obwohl ich ihn ohne Kobalt hatte malen müssen. Der ganze Vordergrund war verschmiert und verunglückt. Ich war nicht fähig gewesen, den Krapplack zu ersetzen. Ich hatte nichts gekonnt.

Ach, und auf das Können kam es ja einzig an in der Kunst!

Mochte man sagen, was man wollte, es war nur das Können, die Potenz, oder meinetwegen das Glückhaben, was in der Kunst entschied! Oft hatte ich ja selbst das Gegenteil gedacht und behauptet, daß es nicht darauf ankomme, was ein Mensch könne und wie virtuos er seine Kunst betreibe, sondern bloß darauf, ob er wirklich etwas in sich trage und wirklich etwas zu sagen habe. Dummes Zeug! Jeder Mensch hatte etwas in sich, jeder hatte etwas zu sagen. Aber es nicht zu verschweigen und nicht zu stammeln, sondern es auch wirklich zu sagen, sei es nun mit Worten oder mit Farben oder mit Tönen, darauf einzig kam es an! Eichendorff war kein großer Denker, und Renoir war vermutlich kein außerordentlich tiefer Mensch, aber sie hatten ihre Sache gekonnt! Sie hatten das, was sie zu sagen hatten, sei es nun viel oder wenig, vollkommen zum Ausdruck gebracht. Wer das nicht konnte, der mochte Feder und Pinsel wegwerfen! Oder aber er mochte hingehen und sich weiter üben, immer und immer wieder, und nicht nachgeben, bis auch er etwas konnte, bis auch ihm etwas glückte.

Diesen zweiten Weg beschloß ich zu wählen, als ich einpackte.

1927

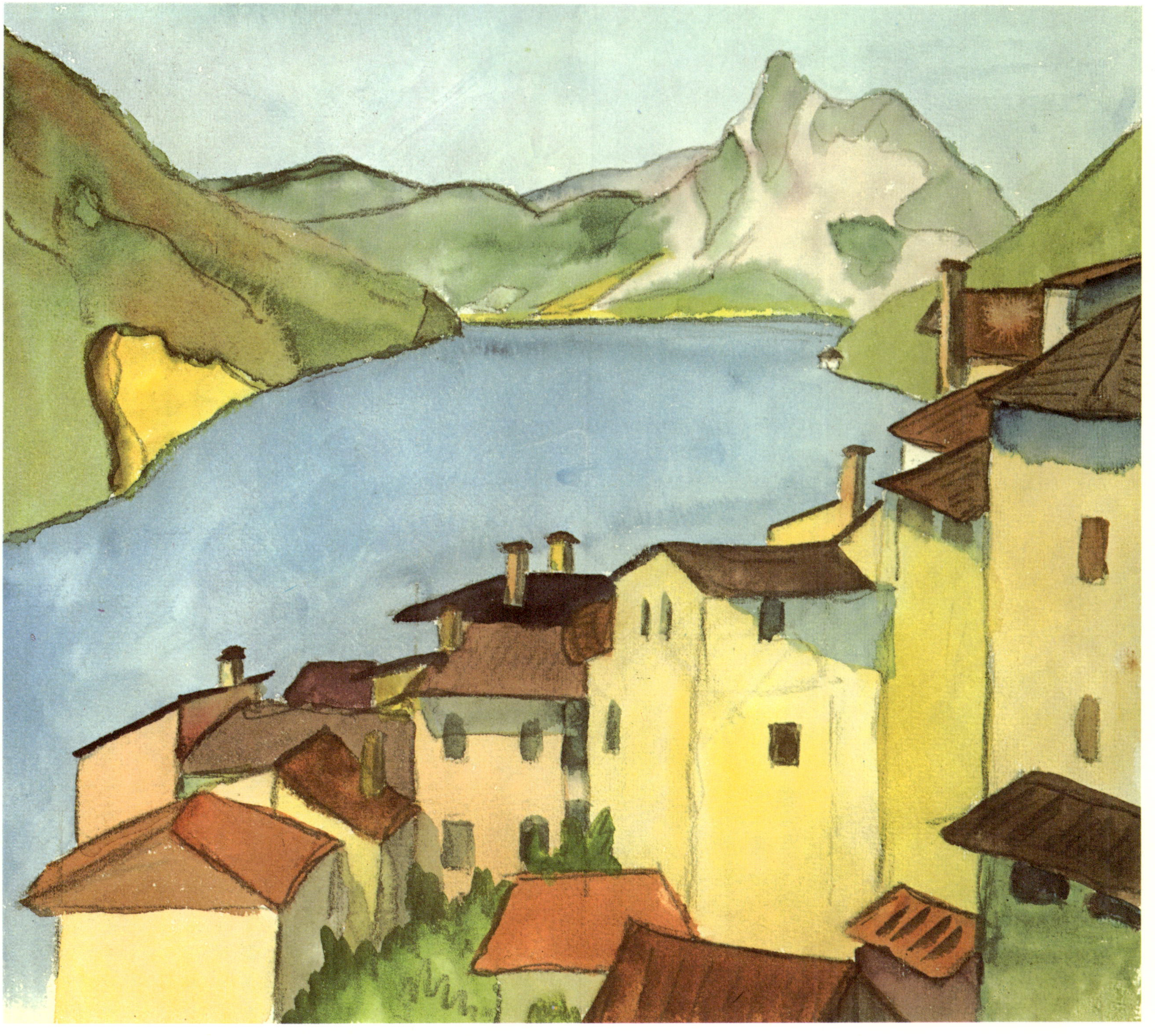

MALFREUDE, MALSORGEN

Lange saß ich heute auf einer der grünen Bänke am Quai, auf einer von diesen steifen, blöden Ruhebänken, die da im staubigen Kies umherstehen, in gleichen Abständen, und auf denen abends die Bummler und Fremden sitzen. Viele Jahre kenne ich nun diese Stadt am See, habe oft monatelang in ihr gelebt, aber niemals war es mir eingefallen, mich einmal zu den Bummlern auf eine dieser langweiligen Bänke zu setzen. Jetzt habe ich es gelernt, und heute saß ich eine ganze Stunde dort, um Mittag, beinahe ganz allein. Durch die Blendung blinzelnd, sah ich hinter der Ufermauer den blauen See mit lichten und mit tief blaugrünen Streifen schimmern, zwei ferne Segel wiegten sich schwebend darüber, wie in der Luft ruhend, die grünen Ufer griffen mit festen Armen um den See, und im Süden schwammen zwischen lichtem Sommergewölk hier und dort halbverwischte Umrisse von Schneebergen.
Es war sehr ruhig um diese Stunde; blinzelnd und zuweilen halb schlummernd saß ich in meine Bankecke gekauert, manchmal den Bewegungen der fernen Segel folgend. In der Nähe war wenig Leben. Einmal kam ein junger Bursch gegangen, im wollenen Sweater, mit sportlicher Schneidigkeit, ein schöner Junge, dem der sanfte Wind im langen bloßen Haar wehte. Und einmal kam ein kleiner Knabe, ein Stöpsel von sieben oder acht Jahren, der mochte nicht auf dem langweiligen Kies gehen, sondern lief auf der Brüstung der Quaimauer stolz dahin, und in der rechten Hand hatte er eine Kinderpistole, die er beständig lud und die er genau bei jedem fünften Schritt abschoß. Irgendein Kriegshelden- oder Indianertraum mochte ihn so rhythmisch über die endlose Mauer dahinführen.
Als der Umriß seiner kleinen Figur undeutlich zu werden begann und nur noch ein verlaufener kleiner Farbfleck davon blieb, fing ich plötzlich an zu beachten, daß es ein gutes Malwetter sei, ein richtig malerischer Tag, an welchem Luft und Wasser, Erde und Gewächse wie von einem Zauberhauch umhüllt und in eine holde Einheit gebannt erscheinen, einer jener Tage, an denen die Maler sich in ihre Objekte verlieben, wo alles so magisch und unwiederbringlich schön aussieht, wo alles zur Darstellung lockt, wo auch noch das Geringste und Nüchternste einen Duft und Reiz um sich weben hat wie einen stillen Heiligenschein.
Oh, wie lange, wie unendlich lange hatte ich nicht mehr gemalt!

Wie viele Monate hatte ich dies Glück entbehrt! In der Nüchternheit und winterlichen Lichtarmut einer Stadtwohnung, in dem Gedränge und der Eile vieler Reisen, im Studieren und Arbeiten hatte ich, mehr als ein halbes Jahr lang, nie mehr gemalt, nie mehr mich von einem berückenden Eindruck fesseln lassen, nie mehr den stillen erregenden Kampf gekämpft.
Auf Reisen und in der Stadt konnte ich nicht malen; zum Malen gehörte für mich Landleben, viel Zeit, viel einsames Schweifen in der Landschaft, viel Stille und Versunkenheit. Oh, wie sehnte ich mich nun, als mich plötzlich diese malerische Luft anwehte und erweckte, nach dem Malerglück vergangener Sommer! Wie töricht war ich gewesen, mich so lange in der Stadt, fern meiner Werkstatt, zu versäumen – wie viel Frühlingstage hatte ich nun schon ungenutzt und ungenossen verstreichen lassen!
Plötzlich sah ich alles malerisch. Der Kiesboden zu meinen Füßen hatte einen zarten Rosaschimmer, auf den Segeln im See leuchtete Ocker und Orange, die gekräuselten Spiegelbilder am Ufer sahen aus wie Stücke einer weggelegten, reich mit Farbenhaufen und ineinander zerfließenden Farbenmischungen bedeckten Palette. Hell und kühl sang, wie ein hoher metallener Ton, das kristallene Blaugrün des Wassers, warm und werbend sprachen die besonnten Häuserwände aus dem lichten Baumgrün, unter dem die Schatten so satt und dick sich häuften.
Aber hier war ja an Malen nicht zu denken, hier in der Stadt, auf dem kahlen Quai, inmitten der Menschen. Oh, säße ich doch zu Hause im Tessin unterm Schattendach eines Kastanienwaldes und hätte mein Malzeug bei mir! Aber das waren unnütze Wünsche. Ich war in der Stadt, auf Reisen, und hatte zu Hause in meinem Absteigequartier nur eine kleine dürftige Aquarellpalette liegen, die seit Monaten vertrocknet und verstaubt war.
Betrübt ging ich nach Hause. Wenn ich auch mit dem eigentlichen Malen mich noch eine Weile gedulden mußte, so wollte ich doch inzwischen ein wenig mit den Aquarellfarben spielen, etwa ein kleines Manuskript zusammenstellen für einen Freund oder für einen Sammler, ein illustriertes Märchen oder einige Gedichte mit Landschaften und Blumen dazu.
Ich kam nach Hause, sehnsüchtig, voll schwingender Töne, voll Verlangen nach Farben. Aus der hellen Sonne trat ich in die kühle Schattenkluft der Haustür, der Treppe, in die Finsternis der Flure, und fand

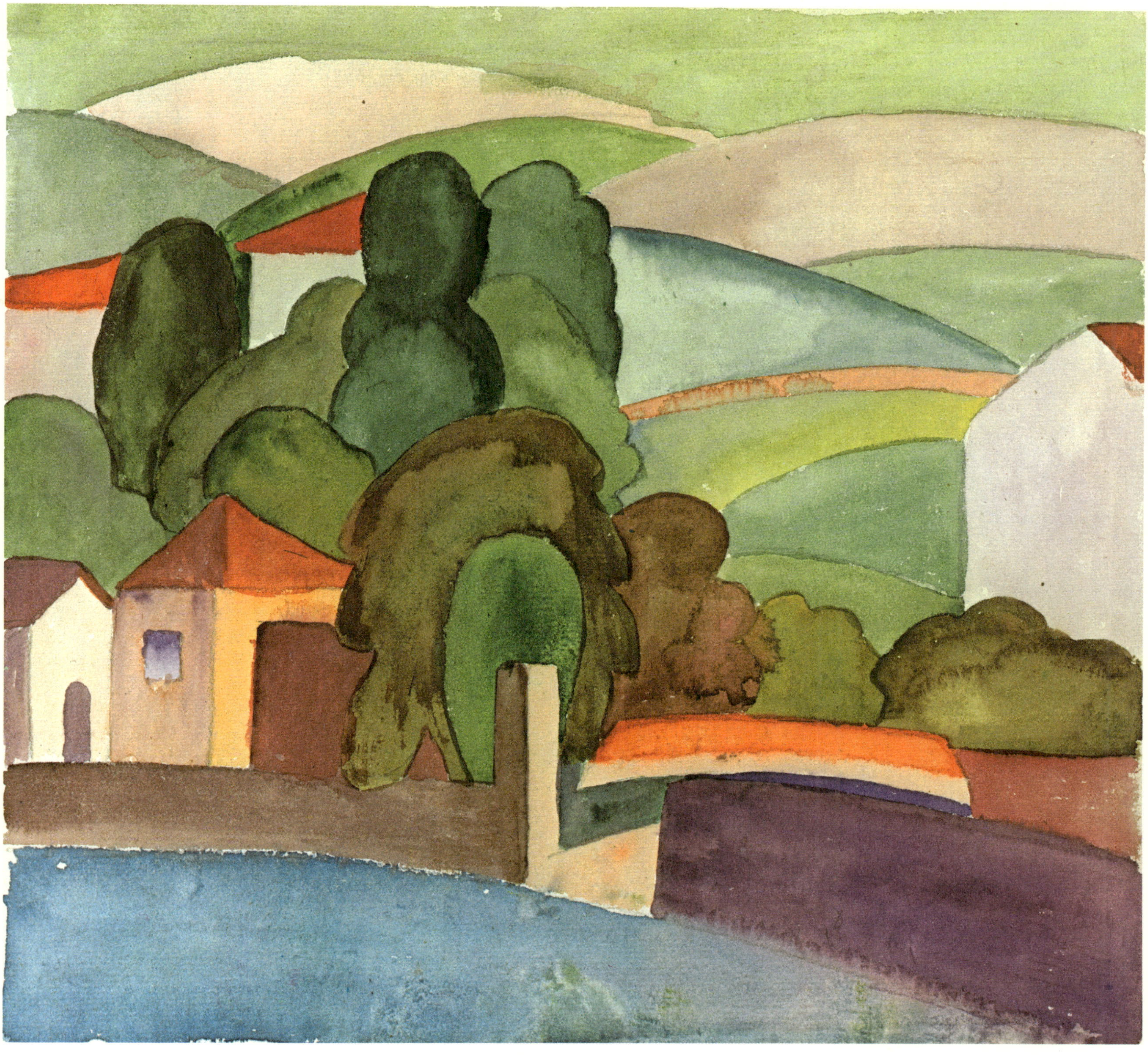

in meinem Zimmer ein stilles, etwas kühles Licht und graue perlige Schatten sanft und schön gegen die besonnte Bläue draußen stehen.
Und mitten im Zimmer, mitten auf dem Tisch stand etwas Wunderbares, stand eine lebendige Woge holdester Farben, ein Konzert innigster Töne. Es war ein Magnolienzweig mit drei Blüten: einer überreifen, die schon nahe am Entblättern war, einer frisch offenen und einer noch knospenhaft geschlossenen. Die drei großen Blüten, außen rotviolett, innen seidenweiß mit zartesten Reflexen, schwebten zauberhaft schön und beseelt in dem schattigen grauen Raum, wo nur wenige schattengedämpfte Farben von den Bildern an der Wand ihren Klängen Antwort gaben.
Überrascht und entzückt stand ich vor der Blume. Ich hatte sie vergessen gehabt. Wohl hatte ich sie gestern mit Freude im Garten eines Freundes abgeschnitten und mitgenommen, froh, etwas Lebendiges und Farbiges mit in mein Zimmer zu nehmen, hatte ihr sorgfältig Wasser gegeben und sie gut gestellt. Aber wie schön sie war, wie sie von seligen Farbenschwingungen überfloß, wie die große, weit offene Blüte sich leise in rührender Todesahnung über die fette, saftige Knospe beugte, wie die sanft gebogenen, leise eingerollten Blattränder das Violett übers Rosa bis zum stillen kühlen Weiß führten, wie einmalig, kurzlebig, verwehend diese Schönheit war – und daß man sie malen konnte, malen mußte, eiligst und gierigst malen mußte, das hatte ich Idiot weder gestern noch heute morgen gesehen, das entdeckte ich erst in diesem Augenblick der Heimkehr.
Schon hatte ich den Hut auf einen Stuhl geworfen, ein Glas Wasser geholt und die Aquarellpalette hervorgesucht, schon wusch ich mit einem nassen Lappen die stumpfen, verstaubten Farbenhäufchen wieder frisch, sah Chromgelb, sah Veronesergrün, sah Krapplack und Ultramarin feucht und schmelzend hervorleuchten. Schon saß ich und hatte ein Blatt Papier, italienisches Zeichenpapier, aufgespannt, hatte einen Pinsel eingetaucht und fuhr suchend mit nassen, dünnsten Farben über die Fläche, wischte das verrinnende Violett mit Pinsel und Finger ins Rosa und ins Weiß hinüber, war verbissen in die Palette, verloren an die drei schönen, schweigenden Blüten, kämpfte mit dem zu rasch benetzten, sich werfenden Papier, riß es weg und nahm ein neues Blatt.
Auf dem Tisch neben den Blumen lag wartende Post, lag eine Einladung für den Abend, lag eine Karte aus Fiesole, lagen zwei neue Bücher in ihrer

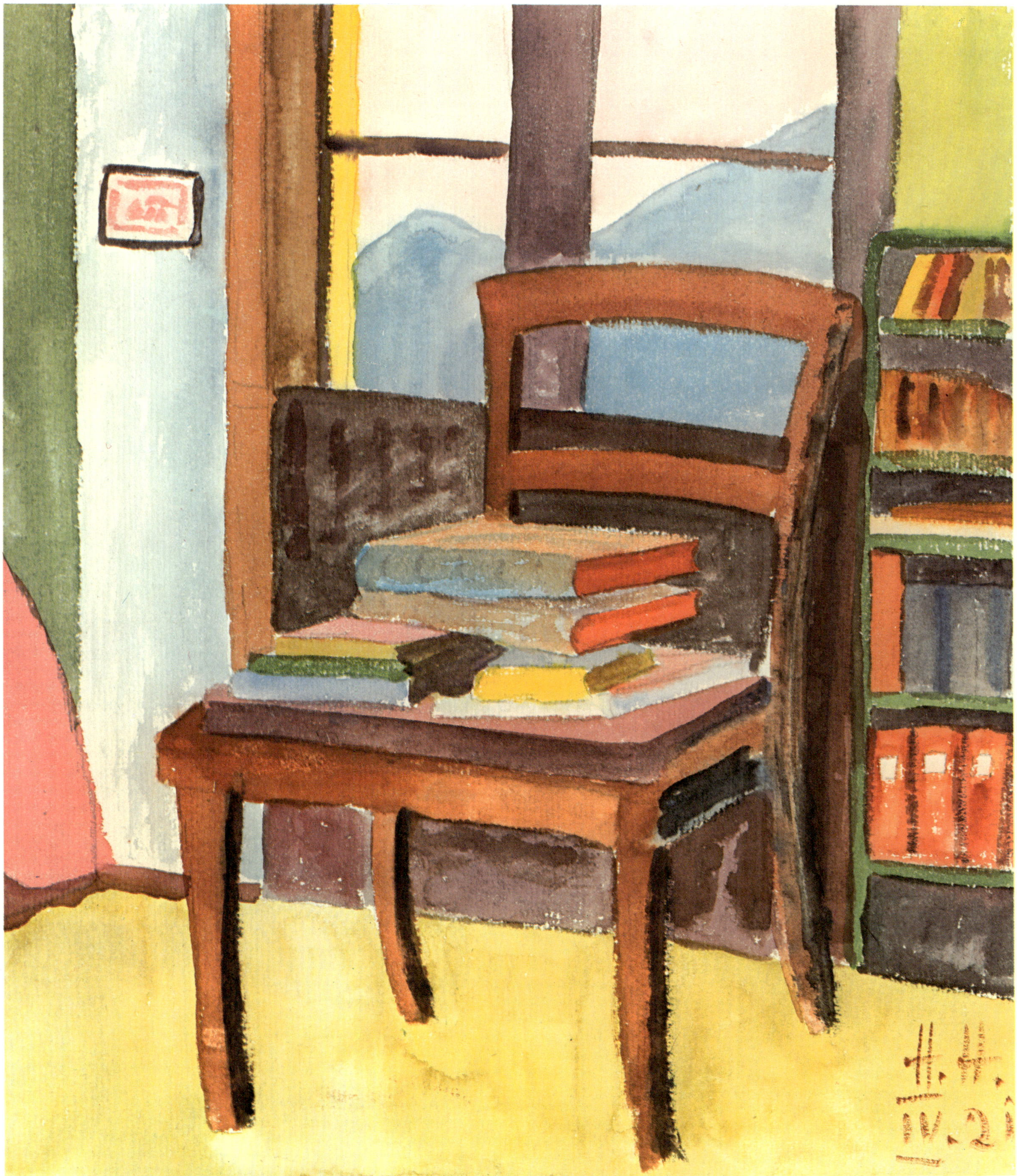
H. H.
IV. 21

Pappe und Verschnürung – ich sah es nicht, nichts war vorhanden außer der Magnolie und meinem Blatt Papier, nichts war wichtig als das Erwischen dieses lachend hellen Grüns an den Blattspitzen, das rasche Andeuten der Dunkelheiten im Hintergrund. Naß in Naß, fiebernd vor Glück, fiebernd vor Spannung, strich ich gierig über das Papier, blickte gierig in die schmelzenden Abgründe der Blumenkelche, tauchte hastig den Pinsel ins blaurot gefärbte Wasserglas. Einmal lief ich hinaus, um frisches Wasser zu holen, einmal stand ich auf und holte eine Tube Weiß aus dem Schreibtisch, weil ich leider ohne Weiß nicht auskam; sonst gab es eine gute Stunde lang keine Unterbrechung, keine Pause, keine Vernunft, kein Zusichkommen. Ich strich und wischte, tauchte ein und drückte aus, gab etwas Blau, etwas Gelb zu, verdünnte es sogleich wieder mit nassem Pinsel. Oh, es gab auf der Welt nichts Schöneres, nichts Wichtigeres, nichts Beglückenderes als Malen, alles andre war dummes Zeug, war Zeitverschwendung und Getue. Herrlich war das Malen, köstlich war das Malen!

Schließlich versuchte ich, auch den Hintergrund etwas bestimmter zu geben, stieß auf Widerstände, geriet mit dem Pinsel voll Graugrün auf eine zu wäßrige Stelle, es begann zu verlaufen und trübe Farbfäden zu ziehen, verzweifelt wischte ich ab; plötzlich war an allen Ecken zugleich der Teufel los; hier entdeckte ich einen hart und häßlich stehengebliebenen Farbrand, dort sah ich entsetzt eine der kleinen ausgesparten Helligkeiten mit Grau besudelt, hastiger tauchte ich ein, ängstlicher setzte ich an. War nicht überhaupt das ganze Blatt viel zu rot, viel zu wenig blau und kühl? War es nicht eine große Dummheit gewesen, daß ich nicht auf das Weiß verzichtet hatte? Ach, und wie hatte ich dieses gleiche Ultramarin zum Blattschatten und zum Hintergrund verwenden können? Fehler um Fehler fiel mir auf, während ich immer noch wischte und schmierte. Nein, ich hatte mich vergaloppiert, ich mußte aufhören. Ich legte den Pinsel fort und beschloß zu warten, bis das Blatt ganz trocken wäre, dann würde man ja sehen.

Ach ja, und als das Blatt trocken war, da wurde ich allerdings plötzlich sehend. Pfui Teufel, was hatte ich aus diesen wunderbaren Blumen gemacht: ein wüstes Geklecks stand da auf dem verschandelten Papier, schade war es um das Papier, um die Farbe, schade noch um das Wasser, das ich mit meiner Schmiererei verunreinigt hatte!

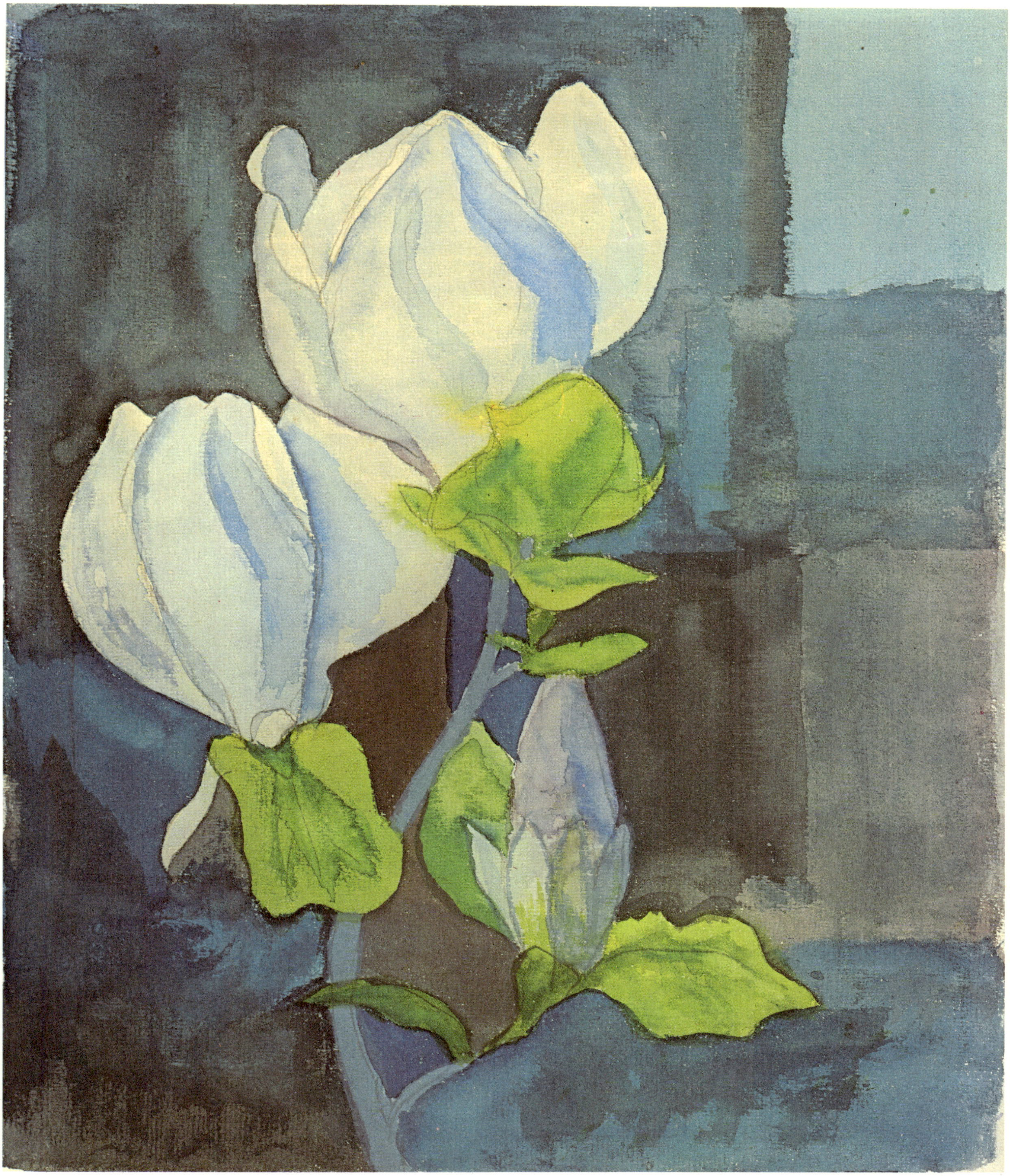

Langsam riß ich das beschmierte Papier in Stücke, langsam ließ ich sie in den Papierkorb sinken. Gab es etwas Gefährlicheres, etwas Schwereres, etwas Enttäuschenderes als Malen? Gab es etwas Heikleres und Hoffnungsloseres? War es nicht eine Kleinigkeit, ein Kinderspiel, einen Don Quichotte oder einen Hamlet zu schreiben, verglichen mit dem vermessenen Unternehmen, eine Magnolie malen zu wollen?
Während ich diese heftigen Gedanken dachte, heftete ich mechanisch ein neues Papier auf meine Unterlage, wusch die beiden Pinsel hübsch aus, holte nochmals reines Wasser und begann langsam und ängstlich meine Malerei von neuem.

1928

Gestutzte Eiche

Wie haben sie dich, Baum, verschnitten,
Wie stehst du fremd und sonderbar!
Wie hast du hundertmal gelitten,
Bis nichts in dir als Trotz und Wille war!
Ich bin wie du, mit dem verschnittnen,
Gequälten Leben brech ich nicht
Und tauche täglich aus durchlittnen
Roheiten neu die Stirn ans Licht.
Was in mir weich und zart gewesen,
Hat mir die Welt zu Tod gehöhnt,
Doch unzerstörbar ist mein Wesen,
Ich bin zufrieden, bin versöhnt,
Geduldig neue Blätter treib ich
Aus Ästen hundertmal zerspellt,
Und allem Weh zu Trotze bleib ich
Verliebt in die verrückte Welt.

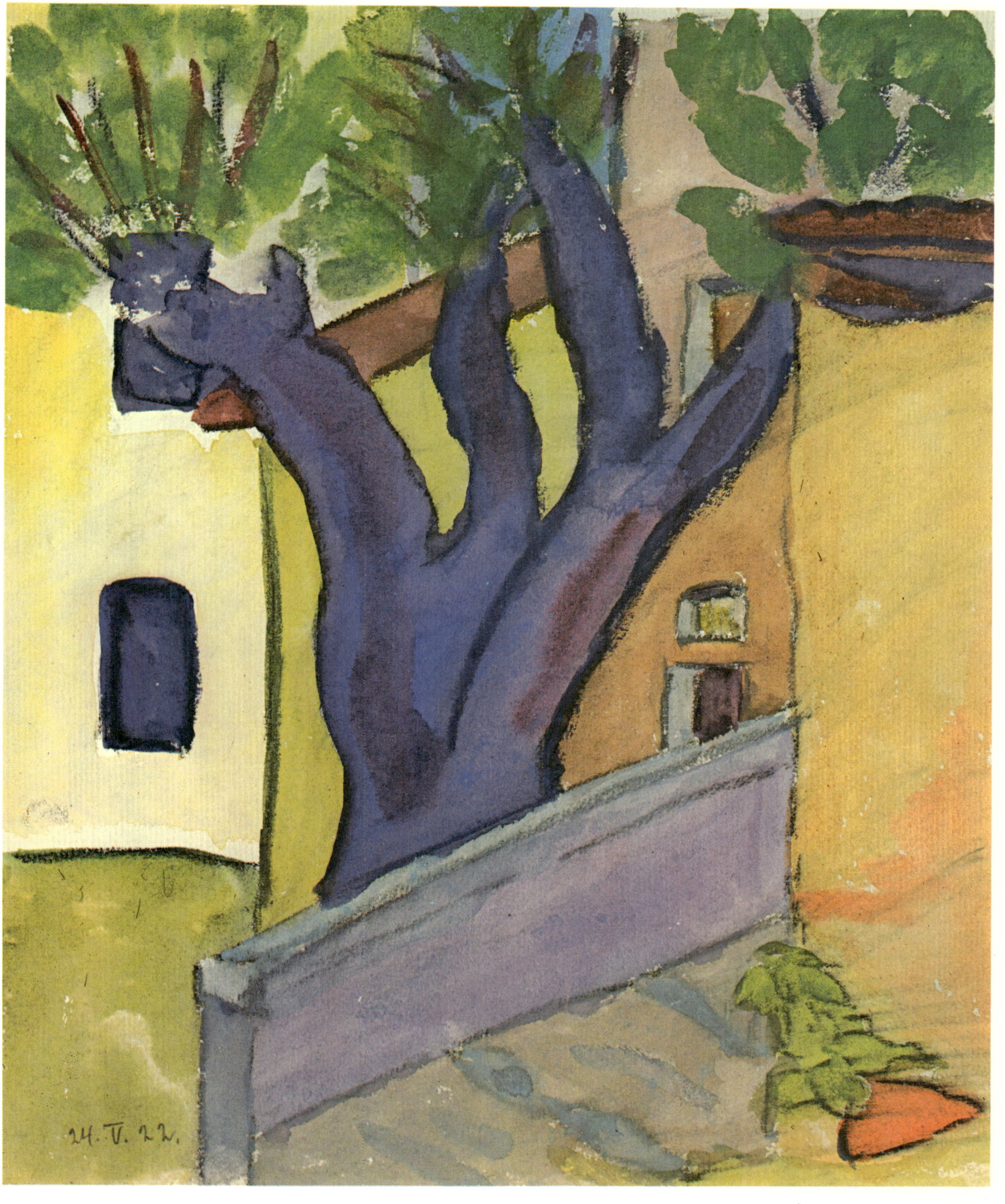

AUS »SPÄTSOMMERBLUMEN«

Es gibt um diese Zeit des allmählich sich neigenden Sommers in der Luft eine gewisse Klarheit, die ich »malerisch« nennen würde, wenn die Maler nicht unter »malerisch« das verstehen würden, was leicht zu malen ist. Diese Klarheit aber wäre außerordentlich schwer zu malen und reizt doch unendlich dazu, sie mit dem Pinsel zu bewältigen und zu verherrlichen, denn nie haben die Farben diese tiefe magische Leuchtkraft, dies Juwelenhafte, niemals sonst haben die Schatten diese Zartheit, ohne doch dünn zu werden, nie auch sind in der Pflanzenwelt schönere Farben vorhanden als jetzt, wo alles schon von Herbstahnungen gestreift ist und doch noch nicht die etwas grelle und harte Farbenfreude des eigentlichen Herbstes begonnen hat. Aber in den Gärten stehen jetzt die leuchtendsten Blumen des Jahres, es blühen da und dort noch brennrot die Granaten und dann die Dahlien und Georginen, die Zinnien, die Frühastern, die zauberhaften Korallenfuchsien! Aber der Inbegriff hochsommerlicher und vorherbstlicher Farbenfreude sind doch die Zinnien! Diese Blumen habe ich jetzt immer im Zimmer stehen, sie sind ja zum Glück sehr haltbar, und ich verfolge die Verwandlungen eines solchen Zinnienstraußes von seiner ersten Frische bis zur Welke mit einem Gefühl von Glück und Neugierde ohnegleichen. Strahlenderes und Gesünderes gibt es nicht in der Blumenwelt als ein Dutzend frisch geschnittener Zinnien von lauter verschiedenen Farben. Das knallt nur so von Licht und jauchzt von Farbe. Die grellsten Gelb und Orange, die lachendsten Rot und die wunderlichsten Rotviolett, die oft wie die Farben an Bändern und Sonntagstrachten naiver Landmädchen aussehen können – und man kann diese heftigen Farben nebeneinanderstellen und miteinander vermengen, wie man will, immer sind sie entzückend schön, immer sind sie nicht bloß heftig und leuchtend, sondern nehmen auch einander an, halten Nachbarschaft, reizen und steigern einander.

Ich erzähle Ihnen ja damit nichts Neues. Ich bilde mir nicht ein, der Entdecker der Zinnien zu sein. Ich erzähle Ihnen bloß von meiner Verliebtheit in diese Blumen, weil sie zu den angenehmsten und bekömmlichsten Gefühlen gehört, von denen ich seit langem heimgesucht worden bin. Und zwar entzündet sich diese vielleicht etwas senile, aber keineswegs schwächliche Verliebtheit ganz besonders am Verwelken dieser Blumen!

An den Zinnien, die ich in der Vase langsam erblassen und sterben sehe, erlebe ich einen Totentanz, ein halb trauriges, halb köstliches Einverstandensein mit der Vergänglichkeit, weil eben das Vergänglichste das Schönste, weil das Sterben selbst so schön, so blühend, so liebenswert sein kann. Betrachten Sie einmal, lieber Freund, einen acht oder zehn Tage alten Zinnienstrauß! Und betrachten Sie dann, während er noch manche Tage darüber hinaus weiter sich verfärbt und immer noch schön bleibt, betrachten Sie ihn jeden Tag einigemal recht genau! Sie werden sehen, daß diese Blumen, die in ihrer Frische die denkbar grellsten, trunkensten Farben hatten, jetzt die delikatesten, müdesten, zärtlichst abgetönten Farben bekommen haben. Das Orange von vorgestern ist heute ein Neapelgelb geworden, übermorgen wird es ein mit dünner Bronze überhauchtes Grau sein. Das frohe bäurische Blaurot wird langsam wie von einer Blässe, wie vom Gegenteil eines Schattens überzogen, die müde werdenden Blattränder der Blüten biegen sich da und dort mit sanfter Falte um und zeigen ein gedämpftes Weiß, ein unaussprechlich rührendes, klagendes Graurosa, wie man es an ganz verbleichten Seidensachen der Urgroßmutter oder an alten erblindenden Aquarellen sieht. Und achten Sie, Freund, auch sehr auf die untere Seite der Blütenblätter! An dieser Schattenseite, die beim Einknicken der Stiele oft plötzlich überdeutlich sichtbar wird, vollzieht sich das Spiel dieses Farbenwandels, vollzieht sich diese Himmelfahrt, dies Hinübersterben ins immer Geistigere noch duftiger, noch erstaunlicher als an den Blütenkronen selbst. Hier träumen verlorene Farben, die man sonst in der Blumenwelt nicht findet, seltsam metallische, mineralische Töne, Spielarten von Grau, Graugrün, Bronze, die man sonst nur an den Steinen des Hochgebirges oder in der Welt der Moose und Algen finden kann.
Sie wissen ja solche Dinge zu schätzen, ebenso wie Sie den besondern Dufthauch eines edlern Weinjahrgangs oder das Flaumspiel auf der Haut eines Pfirsichs oder einer schönen Frau zu schätzen wissen. Von Ihnen werde ich nicht, weil ich feinere Sinne und beseeltere Erlebnismöglichkeiten habe als ein Boxer, als sentimentaler Romantiker belächelt, sei es nun, daß ich für dahinwelkende Zinnienfarben, sei es, daß ich für die holden verwehenden Töne in Stifters Feldblumen glühe. Aber wir sind wenige geworden, Freund, unsere Art droht auszusterben. Versuchen Sie es einmal und geben Sie einem amerikanischen Gegenwartsmenschen, dessen Musikalität im Handhaben eines Grammophons besteht, für den ein gut

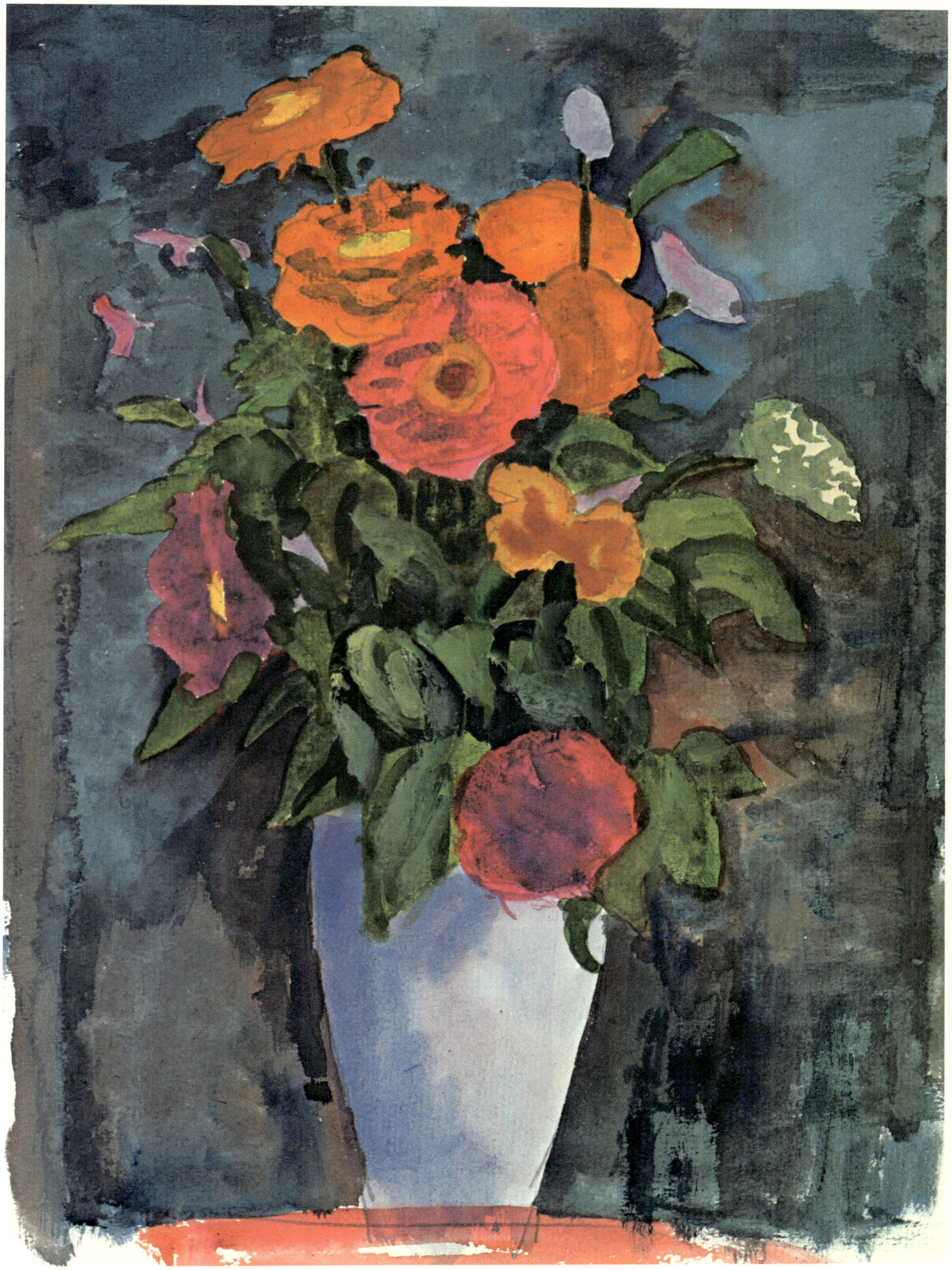

lackierter Kraftwagen schon zur Welt des Schönen zählt – geben Sie einmal einem solchen vergnügten und genügsamen Halbmenschen versuchsweise Unterricht in der Kunst, das Sterben einer Blume, die Verwandlung eines Rosa in ein Lichtgrau, als das Lebendigste und Aufregendste, als das Geheimnis alles Lebens und aller Schönheit mitzuerleben!
Sie werden sich wundern.

1928

Der Maler malt eine Fabrik im Tal

Du auch bist schön, Fabrik im grünen Tal,
Ob auch verhaßter Dinge Sinnbild und Heimat:
Jagd nach Geld, Sklaverei, düstre Gefangenschaft.
Du auch bist schön! Oft erfreut
Deiner Dächer zärtliches Rot mir das Auge
Und dein Mast, deine Fahne: das stolze Kamin!
Sei gegrüßt auch du und geliebt,
Holdes verschossenes Blau an ärmlichen Häusern,
Wo es nach Seife, nach Bier und nach Kindern riecht!
In der Wiesen Grün, in das Violett der Äcker
Spielt das Häusergeschachtel und Dächerrot
Freudig hinein, freudig und doch auch zart,
Bläsermusik, Oboe und Flöte verwandt.
Lachend tauch' ich den Pinsel in Lack und Zinnober,
Wische über die Felder mit staubigem Grün,
Aber schöner als alles leuchtet das rote Kamin,
Senkrecht in diese törichte Welt gestellt,
Ungeheuer stolz, ebenso schön wie lächerlich,
Zeiger an eines Riesen kindlicher Sonnenuhr.

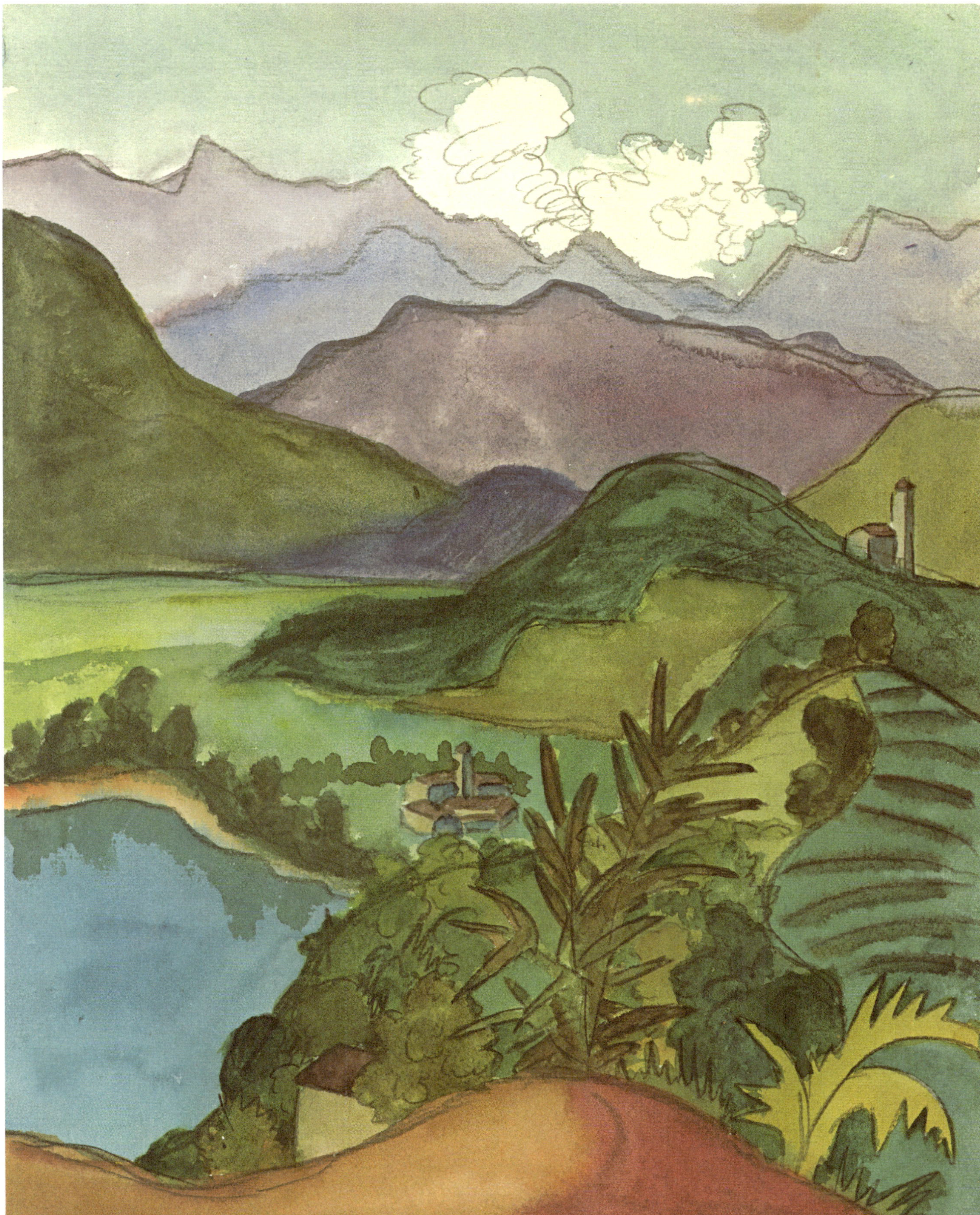

NACHBAR MARIO

Dieser Tage saß ich an einem sonnigen Vormittag im Wald, wo schon hier und dort einzelne Akazienzweige verfärbt sind und wie zitternde Goldtropfen mit ihren kleinen hellgelben Blättchen im bläulichen Laubgewölbe schwanken. Ich saß umgeben von den kleinen Zeichen des beginnenden Herbstes, von den roten und silbergrauen Pilzen, von ersten gefallenen Kastanienfrüchten, die noch weiß und unreif in den grünen stachligen Hülsen steckten, von blühenden Goldruten und Habichtskraut, und ich saß nicht müßig, sondern war sehr beschäftigt. Nachdem ich ein paar Jahre lang immer nur gemalt hatte, war ich neulich plötzlich einmal auf das Zeichnen verfallen und hatte mich seither so in dies neue Handwerk verbissen, daß ich nachts sogar davon träumte. Ich saß also da, meine Mappe auf den Knien, und war bemüht, ein Stück Wald auf mein Papier zu zeichnen: ein Dutzend alter, krummer, wie Riesenschlangen durcheinander kriechender Kastanienbäume, zwischen denen gerade und schlank die hellbraunen Akazienstämmchen stehen, zwischen und über den Stämmen das Durcheinander der Zweige und Laubkronen, unter ihnen die Steine, Farnkräuter und Wurzelnetze und mitten zwischen den Bäumen den etwas verfallenen Eingang eines Felsenkellers: zwischen zwei gemauerten Pfeilern ein Lattentor, hinter dessen Latten schwarz und tief das Felsenloch hineingeht. Es war eine Aufgabe, der ich nicht gewachsen war, aber dies war kein Grund, sie weniger ernsthaft zu betreiben. Es ist langweilig und geisttötend, immer nur Dinge zu betreiben, welche man schon kann. Jeder Polizist oder Paßbüro-Beamter weiß dies ja und hütet sich wohl, etwa das Alphabet, das Lesen von Namen usw. zu lernen, und erhält sich dadurch frisch und gesund, daß er viele Jahre lang jedes Schreiben oder Kontrollieren eines Passes mit der ganzen Intensität, Neugierde und langwierigen Bemühung betreibt, als sei es das erstemal, daß er diese schwierige Arbeit tue.

Ich kämpfte mit den Farnkräutern, strichelte Schatten in die Stämme hinein, freute mich über die dicken gewundenen Baumstämme und über das geheimnisvolle Märchentor, das da zwischen zwei Steinsäulen in den Berg zu den Kobolden hinabführte. Die tiefe Finsternis dieses Schlundes mit dem Bleistift in mein weißes Blatt hineinzuschwärzen, war dabei das Hauptvergnügen.

Als ich einmal wieder von meinem Gestrichel aufblickte, erschrak ich, denn plötzlich war das Bild verändert: das Lattentor stand weit offen, im tiefschwarzen Kellerloch strahlte warm und wunderlich ein Kerzenlicht, das wurde jetzt eben ausgeblasen, und aus dem Schlunde kam ein großer hagerer Mann heraufgestiegen. Ich hatte nicht gewußt, wem der alte Felsenkeller gehöre, den ich schon mehrmals gezeichnet habe. Nun wußte ich es: es war der alte Zio Mario aus Montagnola, der da aus der Erde gestiegen kam – und noch ehe er das Tor hinter sich geschlossen hatte, sah und erkannte er mich, legte einen Finger an seinen Filzhut und grüßte mich mit der Freundlichkeit, die im Tessin unter den älteren Leuten noch immer den nachbarlichen Verkehr zu einer liebenswerten, anmutigen Zeremonie macht. Sein braunes knochiges Gesicht lächelte herzlich, und höflich fragte er nach meiner Arbeit, ohne aber heranzutreten und mir aufs Blatt zu schauen. Diese diskrete Artigkeit, vor einer Generation noch in allen romanischen Ländern selbstverständlich und unter Franzosen auch heute noch nicht selten zu finden, lebt auch hier noch unter den älteren Leuten fort und gehört zu jenen paar Dingen, welche das Leben hier im Süden erleichtern und erheitern. Hätte ich mich nach unserer kurzen Begrüßung wieder über mein Blatt gebückt und weitergezeichnet, er hätte kein Wort mehr gesagt und meine Arbeit respektiert. Ich stand aber auf, ging zu ihm hinüber und gab ihm die Hand, fragte nach dem Stand der Trauben und dem Befinden der Ziegen und wußte genau, daß er mich nun, so nahe bei seinem Keller, zu einem Glas Wein einladen würde, was er auch sofort mit Herzlichkeit tat. Ich dankte und erklärte ihm, daß ich am Vormittag und während der Arbeit keinen Wein trinken könne, daß ich aber sehr gerne einen Blick in seinen Keller tun möchte. Wir stiegen die vor Alter rund gewordenen Stufen hinab, das Tor und der schwarze Schlund taten sich vor mir auf, im Finstern griff der Alte um sich, zauberte einen Leuchter hervor, zündete die Kerze an und zeigte mir mit Stolz den schön gemauerten und gewölbten Keller, mit mehreren kapellenähnlichen Seitennischen. Der Hauptgang führte wohl dreißig Meter in den Berg hinein und war tadellos gemauert, weiter hinten hörte das künstliche Gewölbe auf, und der Gang verlor sich in Sand und Geröll noch weit in die Tiefe. Ich lobte das Mauerwerk und die tiefe Kühle des Raumes, und da ich seine wiederholte Einladung zum Weintrinken nicht annahm, schritten wir langsam beim Schein der kleinen Kerze wieder zurück und traten aus der Erdtiefe wieder

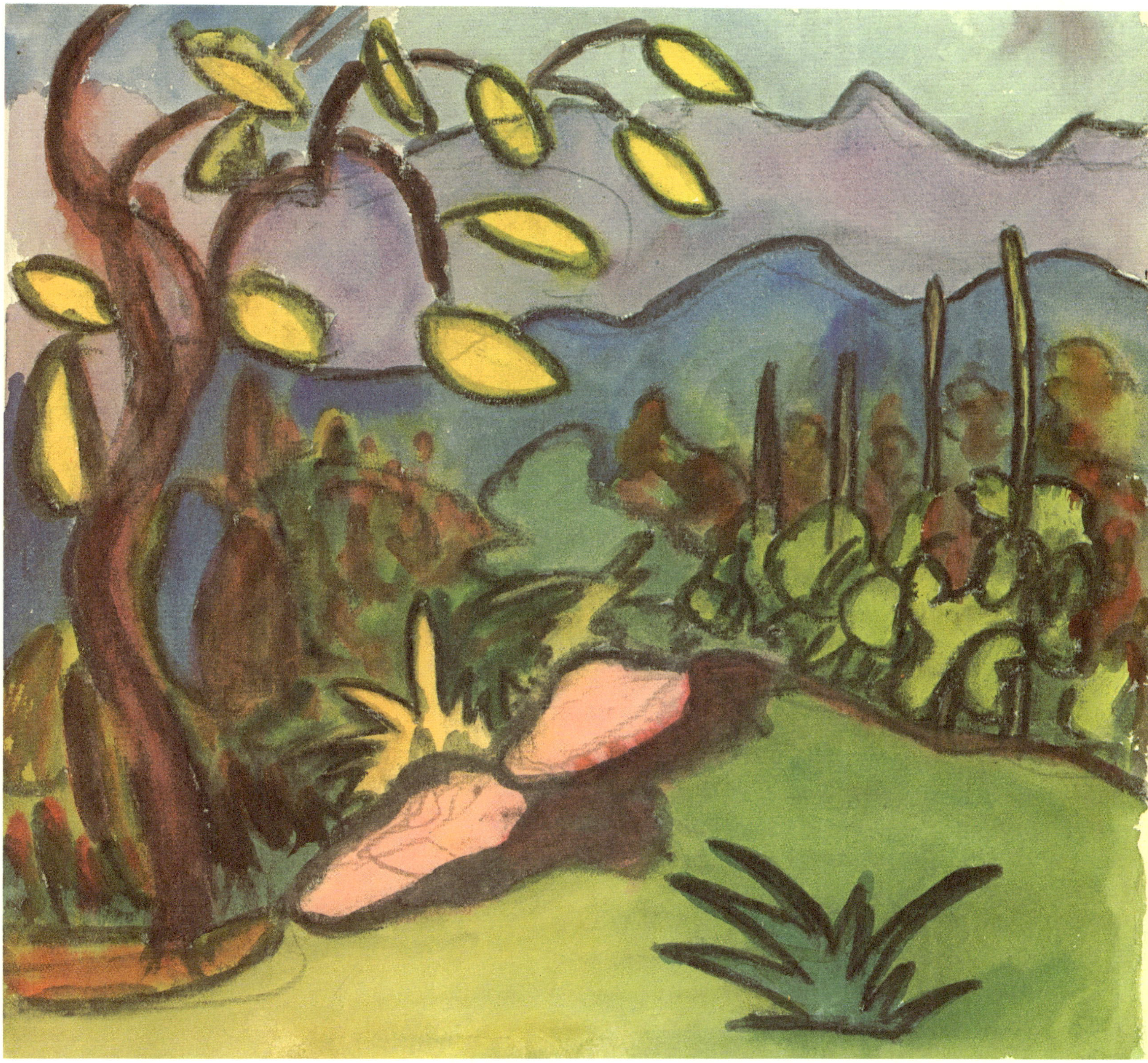

in das goldene Waldmorgenlicht heraus. Da standen wir noch eine Weile und plauderten.
Mario ist scheinbar ein ganz und gar anderer Mensch als ich, er könnte einem Unwissenden wie mein Gegenteil und Widerspiel erscheinen. Er ist Bauer, und zwar ein armer Bauer, der es sehr schwer hatte. Wie früher fast alle armen Bauernjungen im Tessin, lernte er das Maurerhandwerk und war in seiner Jugend manche Jahre auswärts auf Arbeit, in Kiel, in Genf, in Frankreich. Dann kam er zurück, übernahm das kleine arme Grundstück des Vaters, kaufte vom Ersparten ein Stück Wald hinzu, und das hat er in fleißigen Jahrzehnten, ohne fremde Hilfe, allmählich mit eigener Hand gerodet und zu Wiesen und Weinberg gemacht. Eine Kuh und vier, fünf Ziegen, ein Streifen Ackerland mit Mais und Buchweizen, ein Rest Kastanienwald und ein gutgehaltener Weinberg, daraus lebte er alle die langen Jahre, oft spärlich, oft reichlicher, wie die Jahre eben ausfielen.
Für Mario bin ich ein »Herr«, ein Fremdling, der sich da in seinem Dorf niedergelassen hat und irgendwelche unverständliche Dinge treibt, denn daß ich vom Zeichnen und Aquarellieren nicht leben kann, weiß er recht wohl. Er sieht mich malen und zeichnen, sieht mich spazierengehen, sieht mich kleine Sträuße von Steinnelken oder Enzianen nach Hause tragen, er plaudert auch seit Jahren manchmal mit mir, sonst weiß er nichts von mir, mein Leben und meine Arbeit sind ihm Geheimnis. Scheinbar ist er der schlichte rauhe Bauer, der den spazierengehenden Fremdling als einen harmlosen Schmarotzer betrachten muß.
Aber es stimmt doch nicht ganz, und in Wirklichkeit ist Mario mir gar nicht fremd und hat viel mehr Ähnlichkeiten mit mir, als man meinen sollte. Mario wohnt im Dorf, sein Grundstück aber liegt vom Dorf eine gute Strecke entfernt. Dort hat er einen Stall gebaut, schon vor Jahrzehnten, die Hütte sieht schon ganz alt aus, Rebe und Brombeere wachsen an ihr hinauf. Neben dem Stall hat er einen kleinen Bach in einem grünen feuchten Tälchen laufen, da hat er sich an kühler Stelle ein Plätzchen für Ruhestunden eingerichtet, eine Bank und einen steinernen Tisch, auf den im Frühling die Akazienblüten fallen und wo man mit einem Freunde oder allein am Abend eine Pfeife rauchen und ein Glas Wein trinken kann.
Er raucht gern seine Pfeife, er ißt gern im Herbst einen guten geschmorten Steinpilz im Risotto und trinkt sehr gerne ein Glas guten Wein; dies alles

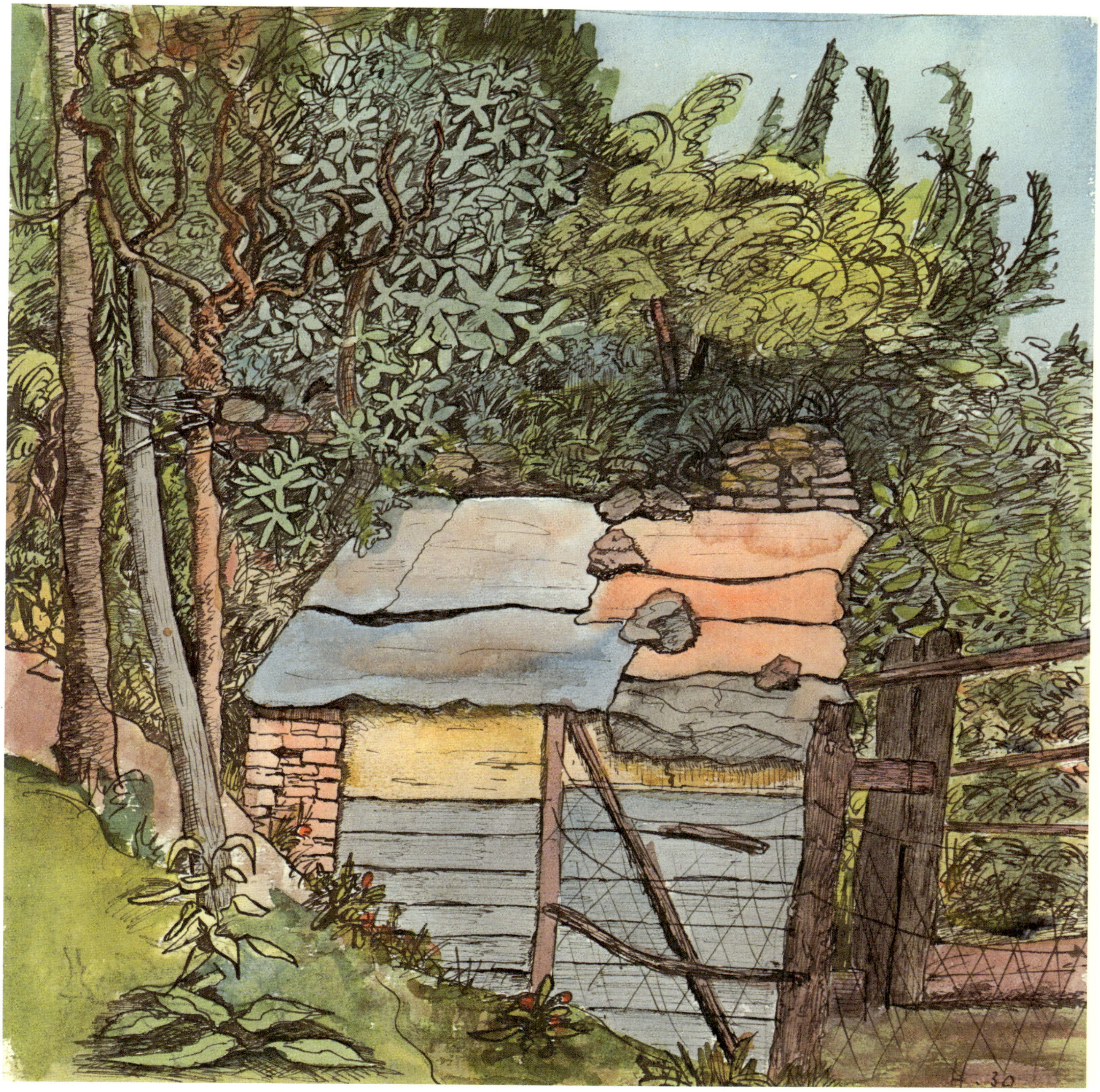

aber tut er weise, mit Maß, und hofft, dabei alt zu werden und neben der Arbeit noch manche gute Stunde zu genießen. Er raucht Virginiatabak, hundert Gramm zu sechzig Centesimi, und diese hundert Gramm reichen immer genau für eine Woche, er kauft nie mehr, um immer frischen Tabak zu haben. Am Sonntag und an Festen erlaubt er sich, nicht nur wie alltäglich von seinem eigenen Wein zu trinken, sondern im Grotto einen halben oder ganzen Liter Piemonteser zu nehmen; früher pflegte er dazu mit seinen Altersgenossen Boccia zu spielen und war ein guter Spieler. Dies hat er jetzt aufgegeben.
Aber mit dieser Lust zu einem stillen und doch festlichen Lebensgenuß sind seine Gaben und Neigungen keineswegs erschöpft. Mario hat außerdem seit undenklicher Zeit in der »Philharmonie«, im konservativen Dorfmusikverein (es gibt auch einen liberalen), das Horn geblasen, und von Blasmusik und vom Feiern ländlicher Feste versteht niemand in der Gemeinde mehr als er. Und noch etwas, was mir an ihm besonders lieb ist! An seinem alten Stall, den er vor dreißig oder mehr Jahren mit eigenen Händen gebaut hat, hat er dies Jahr die Vorderseite neu hergerichtet und getüncht, und er hat sich nicht damit begnügt, der Wand einen ordentlichen Verputz zu geben: er hat auch noch einen Maler kommen lassen, den Kunstmaler Petrini aus einem Nachbardorf, und ließ ihn über der Tür ein schönes Bild malen, eine heilige Familie im Stall von Bethlehem. Wenn man, aus dem Walde kommend, sich Marios Hütte nähert, dann sieht man durch Kirschbaumzweige hindurch das frohe schöne Bild an der Mauer leuchten, die sanfte lichte Madonna, den stillen braunen Joseph, das heilige Kind und die freundlichen Tiere an der Krippe.
Mag Mario sich mein Leben nicht richtig vorstellen können, mag ich selber von seinem Leben voll harter Händearbeit und kleiner Sparsamkeit mir nur eine sehr oberflächliche Vorstellung machen können – er spürt doch ganz genau, wie sehr ich seine tiefsten Liebhabereien und Freuden verstehe, wie ähnlich wir beiden alten Männlein einander in ihnen sind.
Die hundert Gramm Virginiatabak in der Woche, das einsame, heimliche Treffen im Wald nach einem guten Steinpilz, das abendliche Sitzen am Steintisch unter den Bäumen, neben dem kleinen rinnenden Bach, das Trompeteblasen am Sonntag bei der Dorfmusik und die Freude an dem neuen, frischen, schönfarbigen Madonnenbild auf der grün bewachsenen Mauer – das alles verstehe ich viel besser, als ich das Leben und die Freuden vieler »Herren« verstehe.

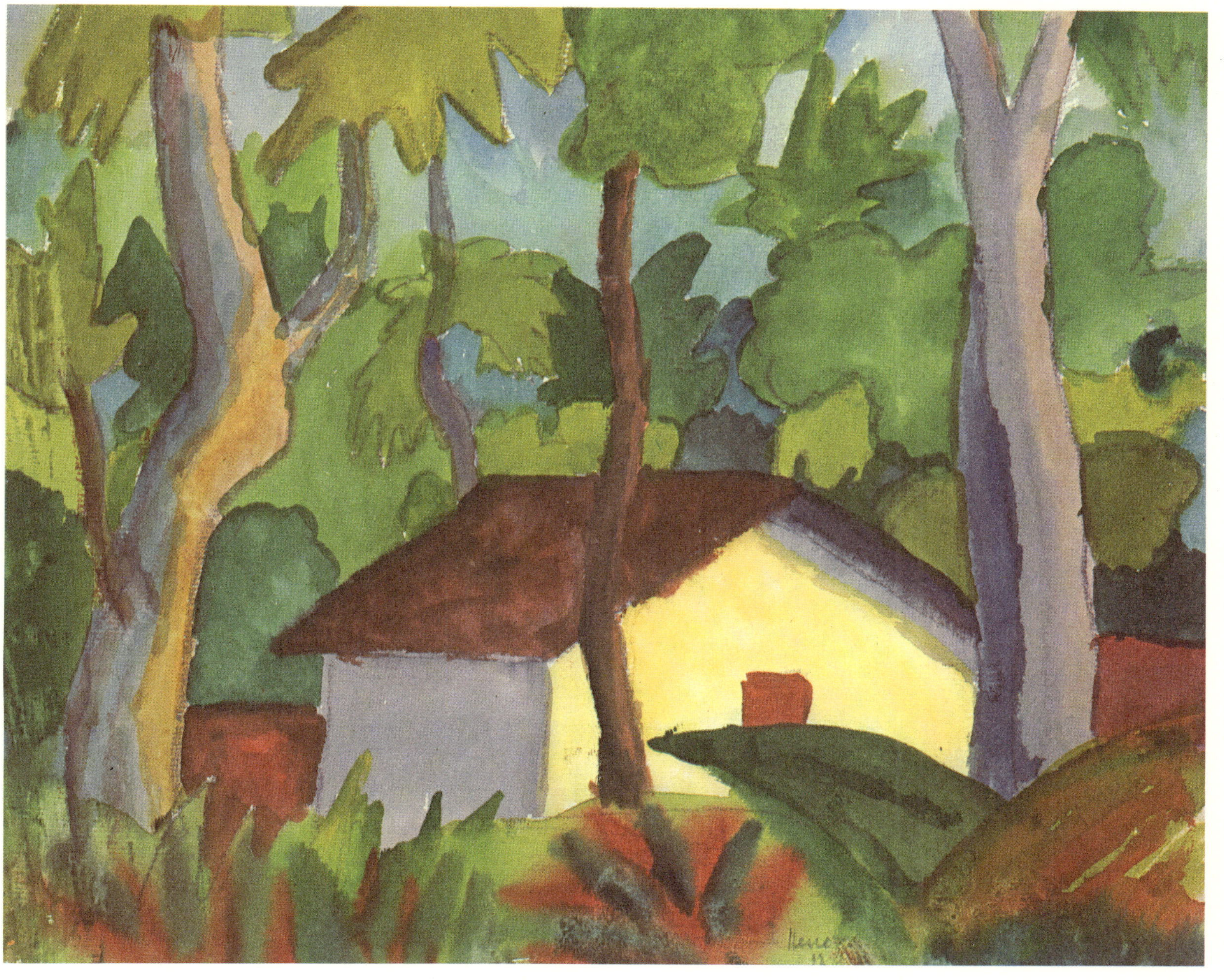

»Ja, lieber Herr«, sagt Mario zu mir, »das Leben ist hart, es wird einem nicht leichtgemacht. Aber sehen Sie: ein Glas Wein am Abend, ein bißchen Fröhlichkeit und eine Musik am Sonntag, das macht alles gut.«
Wir schütteln uns die Hände, und ich bücke mich wieder über meine Zeichnung. Wenn sie auch mißlingt, das Blatt mit Marios Kellertor wird mir ein liebes Andenken sein.

1928

Blick nach Italien

Über dem See und hinter den rosigen Bergen
Liegt Italien, meiner Jugend gelobtes Land,
Meiner Träume vertraute Heimat.
Rote Bäume sprechen vom Herbst.
Und im beginnenden Herbst
Meines Lebens sitz ich allein,
Schaue der Welt ins schöne grausame Auge,
Wähle Farben der Liebe und male sie,
Die so oft mich betrog,
Die ich immer und immer noch liebe.
Liebe und Einsamkeit,
Liebe und unerfüllbare Sehnsucht
Sind die Mütter der Kunst;
Noch im Herbst meines Lebens
Führen sie mich an der Hand,
Und ihr sehnliches Lied
Zaubert Glanz über See und Gebirg
Und die abschiednehmende, schöne Welt.

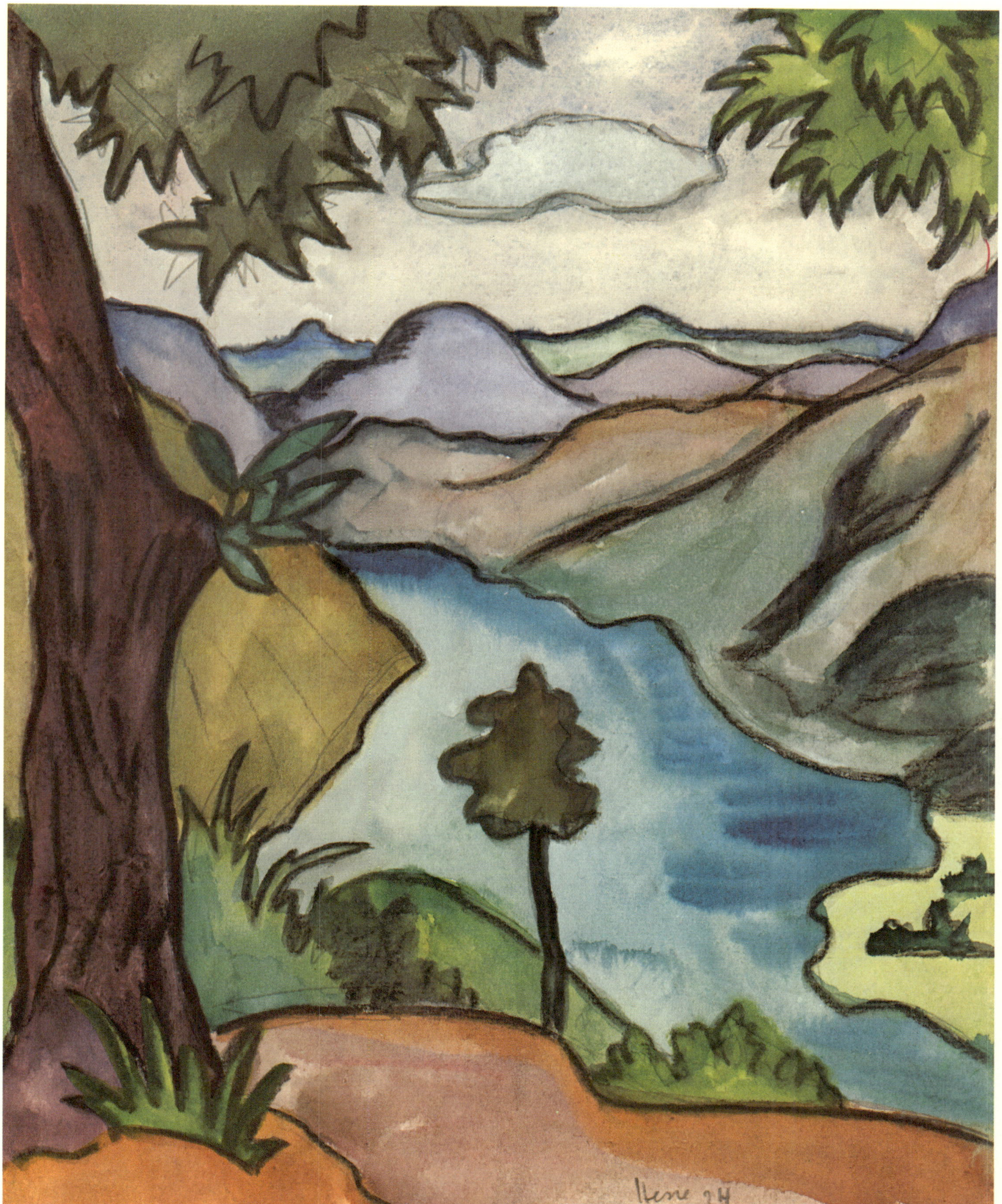
Hesse 24

RÜCKKEHR AUFS LAND

Gott sei Dank, ich bin der Stadt entflohen, ich habe das Kofferpacken und das Reisen hinter mir und bin wieder zu Hause, nach einer Abwesenheit von sechs Monaten. Es war hübsch, wieder durch den Gotthard zu fahren – ich mag diese Fahrt wohl mehr als hundertmal gemacht haben und kann sie noch immer genießen. Es war sehr hübsch, in Göschenen noch einmal tüchtig schneien zu sehen, in Airolo vom Schnee Abschied zu nehmen, in Faido die ersten Wiesenblumen, vor Giornico die ersten blühenden Aprikosenbäume und Birnbäume zu erblicken.

Die Ankunft in Lugano allerdings war nicht entzückend. Die Übervölkerung der Erde hat mir seit langem nicht mehr so übel entgegengeschrien wie hier, wo um die Zeit der Ostern sich die Fremden zusammenscharen wie die Heuschrecken. In dem kleinen Lugano sind ein Viertel der Einwohner von Berlin, ein Drittel von Zürich, ein Fünftel von Frankfurt und Stuttgart anzutreffen, auf das Quadratmeter kommen etwa zehn Menschen, täglich werden viele erdrückt, und dennoch spürt man keine Abnahme, nein jeder ankommende Schnellzug bringt 500 bis 1000 neue Gäste. Es sind selbstverständlich reizende Menschen, sie nehmen mit unendlich wenigem vorlieb, zu dreien schlafen sie in einer Badewanne oder auf dem Ast eines Apfelbaumes, atmen dankbar und ergriffen den Staub der Autostraßen ein, blicken durch große Brillen aus bleichen Gesichtern klug und dankbar auf die blühenden Wiesen, welche ihretwegen mit Stacheldraht umzäunt sind, während sie noch vor einigen Jahren frei und vertraulich in der Sonne lagen, von kleinen Fußwegen durchzogen. Es sind reizende Menschen, diese Fremden, wohlerzogen, dankbar, unendlich bescheiden, sie überfahren einander gegenseitig mit ihren Autos ohne zu klagen, irren tagelang von Dorf zu Dorf, um ein noch freies Bett zu suchen, vergebens natürlich, sie photographieren und bewundern die in längst verschollene Tessiner Trachten gekleideten Kellnerinnen der Weinlokale und versuchen italienisch mit ihnen zu reden, sie finden alles reizend und entzückend und merken gar nicht, wie sie da, Jahr um Jahr mehr, eine der wenigen im mittlern Europa noch vorhandenen Paradiesgegenden eiligst in eine Vorstadt von Berlin verwandeln. Jahr um Jahr vermehren sich die Autos, werden die Hotels voller, auch noch der letzte, gutmütigste alte Bauer wehrt sich gegen die Touristenflut, die ihm seine Wiesen zertritt,

mit Stacheldraht, und eine Wiese um die andre, ein schöner, stiller Waldrand um den andern geht verloren, wird Bauplatz und eingezäunt. Das Geld, die Industrie, die Technik, der moderne Geist haben sich längst auch dieser vor kurzem noch zauberhaften Landschaft bemächtigt, und wir alten Freunde, Kenner und Entdecker dieser Landschaft gehören mit zu den unbequemen altmodischen Dingen, welche an die Wand gedrückt und ausgerottet werden. Der Letzte von uns wird sich am letzten alten Kastanienbaum des Tessins, am Tag eh der Baum im Auftrag eines Bauspekulanten gefällt wird, aufhängen.
Einstweilen allerdings genießen wir noch einen bescheidenen Schutz. Erstens gibt es im Lande noch einige Gegenden, in welchen der Typhus häufig auftritt (im vorigen Jahr ist ein Freund von mir samt seiner Frau in seinem Tessiner Dorf daran gestorben), und zweitens geht noch immer die Sage, die Luganer Landschaft sei am schönsten im April (wo meistens die alljährliche Regenzeit ist), und im Sommer sei es hier vor Hitze nicht auszuhalten. Nun, den Sommer mit seiner schönen Hitze gönnt man uns vorerst noch, und wir sind dessen froh. Jetzt aber, im Frühling, drücken wir ein Auge zu, oft auch beide, halten unsre Haustüren gut verschlossen und sehen hinter geschlossenen Läden hervor der schwarzen Menschenschlange zu, die sich, ein fast ununterbrochener Heerwurm, Tag für Tag durch alle unsre Dörfer zieht und ergreifende Massenandachten vor den Resten einer einst wahrhaft schön gewesenen Landschaft begeht.
Wie voll es doch auf der Erde geworden ist! Wohin ich blicke neue Häuser, neue Hotels, neue Bahnhöfe, alles vergrößert sich, überall wird ein Stockwerk aufgebaut; irgendwie auf Erden eine Stunde lang zu spazieren, ohne auf Menschenscharen zu stoßen, scheint nicht mehr möglich. Auch nicht in der Wüste Gobi, auch nicht in Turkestan.
Ach, und ebenso geht es mir im Kleinen, in meinem kleinen, engen Junggesellenhaushalt; alles ist voll und wird immer voller, nirgends ist Platz! Die Wände habe ich längst vollgemalt, es ist kein Platz mehr für Bilder. Die Bücherschäfte krachen und hängen schief, so sehr sind sie mit doppelten Bücherreihen überladen. Und immer kommen neue dazu, immer wieder liegt mein Studierzimmer voll von Paketen, vorsichtig und langbeinig muß ich zwischen ihnen meinen Weg suchen. Und, das ist das Komische, auf einige Pakete Schund kommt immer wieder ein Treffer, die guten Bücher sterben nicht aus; immer wieder wird mein Entschluß, über-

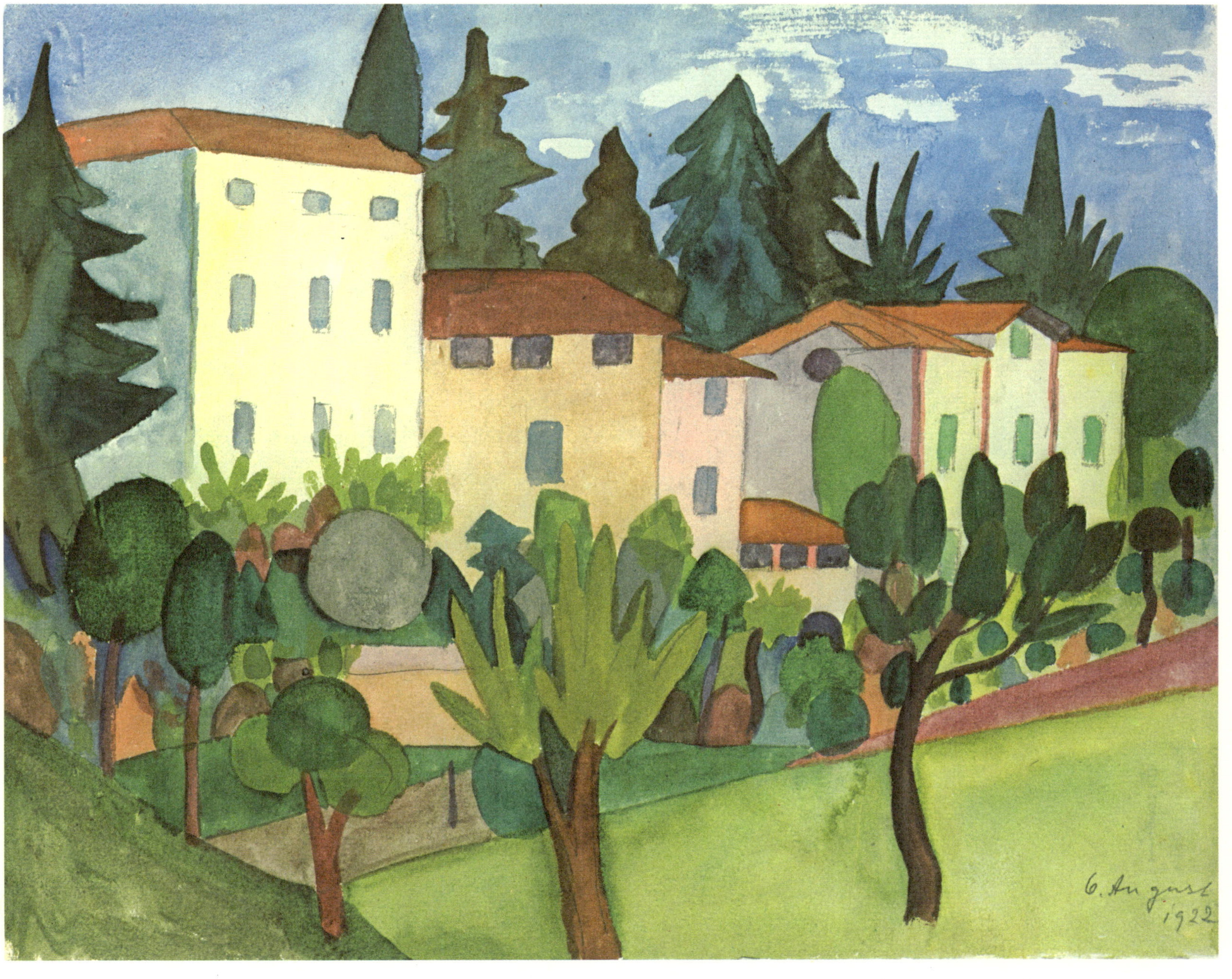
G. August
1922

haupt nichts Neues mehr zu lesen, umgeworfen durch Sendungen von Verlegern, die ich nur bewundern kann. So bleiben auch jetzt, nachdem ich einige hundert Bände Ballast entfernt habe, eine Anzahl ganz wundervoller Bücher übrig, die ich trotz allem eben doch liebe und bei mir behalten möchte, und so werden sie denn mit Gewalt in die krachenden Bücherborde gezwängt.
In diesen köstlichen Büchern lese ich, in meiner Klause eingeschlossen, während draußen die Primeln und Anemonen blühen und der dunkle Schwarm der Fremden sich durchs Gefilde bewegt. Weil es heute Mode ist, zu Ostern in Lugano zu sein, sind sie hier. In zehn Jahren werden sie in Mexiko oder Honduras sein. Wenn es Mode wäre, schöne Gedichte und Geschichten zu lesen und zu kennen, würden sie sich auf die obengenannten Bücher stürzen. Das überlassen sie jedoch mir, ich funktioniere als stellvertretender Leser für Millionen. Dafür werde ich dann im Sommer, wenn hier die berüchtigte Hitze ausbricht, auf unsern kleinen Wald- und Wiesenwegen wieder Raum haben und gehen und atmen können. Dann sind die Fremden zu Hause in Berlin oder im Hochgebirge oder weiß Gott wo, immer aber da, wo sie sich mit ihresgleichen ums letzte leere Bett streiten und im Staub ihrer eignen Autos husten und blinzeln müssen. Sonderbare Welt!

1928

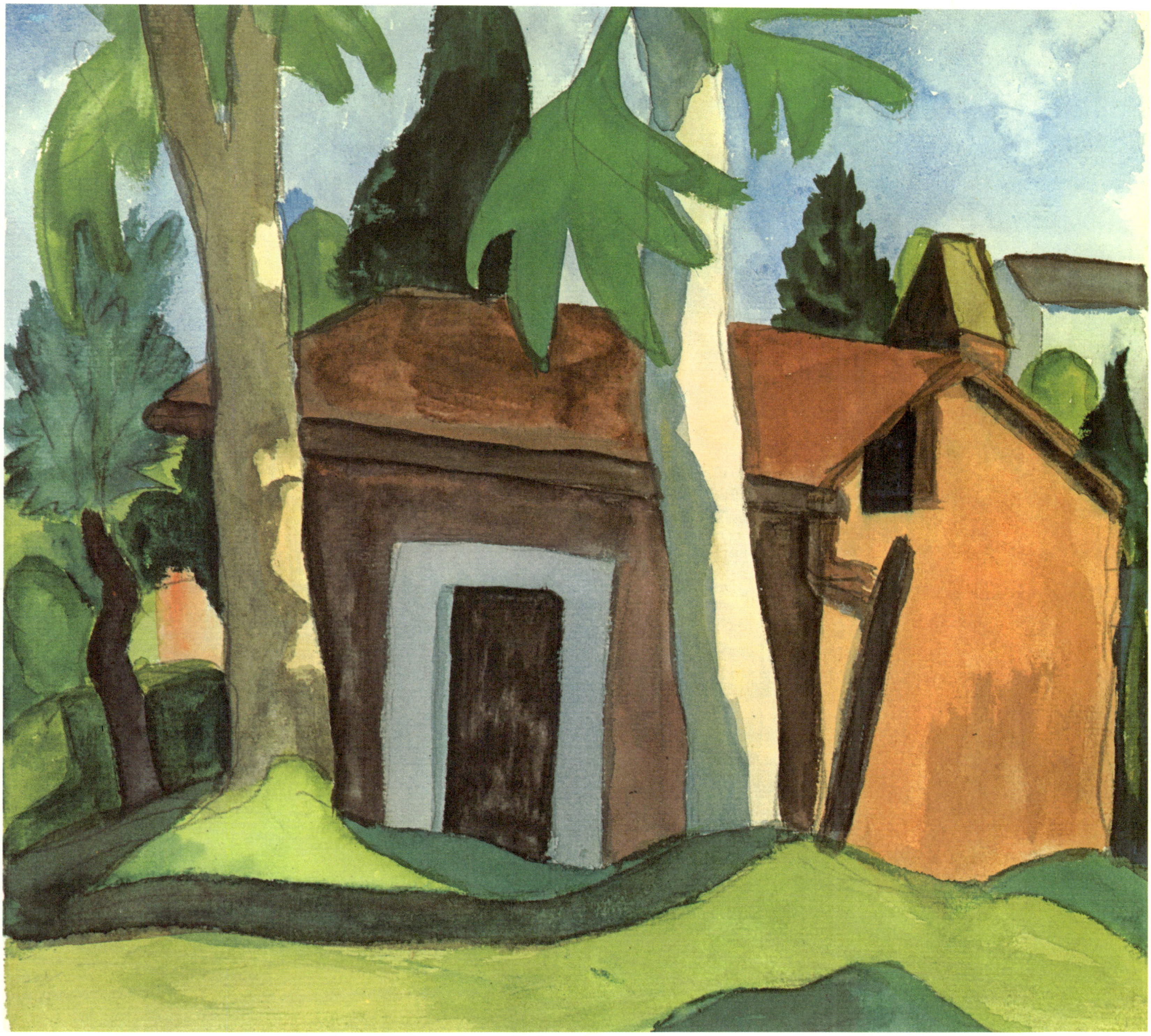

BILDERBESCHAUEN
IN MÜNCHEN

Eigentlich bin ich, trotz meiner tausend Beziehungen zur Kunst, nicht so sehr auf sie angewiesen, wie es der Großstädter ist. Ihm muß die Kunst zugleich auch noch etwas andres ersetzen, was mehr ist als alle Kunst: die Natur. Der Großstädter hat nur wenig Gelegenheit, die Natur kennenzulernen, und mancher lernt leichter und sicherer alle Marken von Automobilen unterscheiden, als etwa die Arten der Bäume, der Blumen oder der Vögel; aber auch wenn der Städter wirklich Natur um sich sieht, wenn er ans Meer, ins Gebirge, in den Süden kommt, hat er wenig Verhältnis dazu. Er atmet die gute Luft, ruht die Augen ein wenig auf dem Wiesengrün oder auf dem Meerblau aus, verläßt aber niemals ganz die Sphäre der Naturlosigkeit, in der zu leben er gewohnt ist: immer stellt er zwischen sich und die Natur eine Schutzwand von Zivilisation: das Hotel, den Salon, den Strandkorb, das Grammophon, das Auto (nirgends sieht man so wenig wie auf den üblichen Auto-Reisen). Und so kommt es, daß die Sensiblen und Schönheitsbegierigen unter den Städtern die erste und wahrhaft mütterliche Quelle aller Schönheit, die Natur, nur wenig kennen, dafür aber oft bis zu erstaunlichem Raffinement gelangen im Kennen und Genießen jener zweiten Quelle, der Kunst. Zu dieser Art gehören z. B. alle jene, welche beim Anblick einer Abenddämmerung oder eines Seestrandes entzückt ausrufen können: beinahe wie ein Claude Lorraine! oder: ganz wie bei Renoir! Alle sehr guten Bilderkenner gehören diesem Typus an, seien sie nun Kunstschriftsteller oder Sammler oder was immer.
Die echten *Künstler* aber gehören niemals zu dieser Menschenart, obwohl auch sie ja schließlich sehr gute Kunstkenner sein können. Starke Künstler haben, als erstes und wichtigstes Kennzeichen, stets jene unbedingte Liebe zur Natur, jenes unbewußte und hartnäckige Wissen darum, daß die Natur zwar keineswegs ein Kunstersatz, wohl aber die Quelle und Mutter aller Kunst ist. Ich kann lange Zeiten ohne Kunst leben, und man kann mir noch so viel von einem neuen Pariser Maler erzählen, ich werde ohne Ungeduld warten, bis der Zufall mich mit Werken dieses Malers bekannt macht, und werde es nie bedauern, diese oder jene berühmten Kunstwerke nicht gesehen zu haben. Einiger Skulpturen oder Bilder wegen nach London oder Berlin zu reisen, würde mir nie einfallen. Um mich herum ist immer

eine Welt, deren Anschauung unerschöpflich ist, jedes junge Blatt am Kastanienbaum und jede Wolke in den Lüften über mir ist mir in meinen wachen Stunden ebenso lieb, ebenso wichtig, ebenso bezaubernd und lehrreich wie alle Galerien der Welt.

Dennoch kann ich mich in Kunstwerke, namentlich in Bilder, sehr verlieben, und wenn ich Gelegenheit habe, schöne Dinge dieser Art zu sehen, so bin ich dafür dankbar. Besonders aber liebe ich das Wiedersehen von Bildern, die ich gern habe. Nach Jahren oder Jahrzehnten einmal wieder einen gewissen Tizian in Venedig, einen gewissen geliebten Paris Bordone in Mailand, einen bestimmten Renoir bei Reinhart in Winterthur wiederzusehen, kann mir ein hohes Glück sein.

Als mich kürzlich eine Reise nach München führte, wußte ich, daß mir nun einige Freuden dieser Art bevorstünden. Ich war manche Jahre nicht mehr in München gewesen, und man hatte mir viel vom Niedergang Münchens als Kunststadt erzählt sowie von der unglaublichen politischen Gesinnung, welche dort herrsche. Aber für diese Dinge fühlte ich mich nicht verantwortlich: die paar Freunde würden vermutlich noch leben, die ich in München besaß, und im Nymphenburger Park würden wieder die Schwäne schwimmen, und in einer gewissen Weinstube würde man mir wieder einen vortrefflichen Mosel anbieten, und ebenso wie alle diese guten Dinge würden auch einige seit langem von mir geliebte Bilder noch da sein, darauf konnte ich mich verlassen. Und so war es denn auch, und sowohl die Bilder wie die schöne malerische Münchner Luft waren unverändert, und was den Niedergang der Kunststadt betraf, so begriff ich nicht recht, wie in dieser Luft und in der Nähe jener herrlichen alten Bilder nicht ein heutiger Maler ebensogut sollte malen können wie vor fünfzig Jahren.

Das erste schöne Bild übrigens, das ich zu sehen bekam, war gar kein altes, sondern noch ganz neu, es war eine Zeichnung von Olaf Gulbransson, meinem einstigen Freunde und Zechgenossen, ein mit spitzem Bleistift gezeichnetes Kinderporträt, schlagend ähnlich und dabei so übernatürlich ornamenthaft, wie die besten Blätter dieses lieben Mannes eben sind.

Es fiel mir schwer aufs Herz, daß ich einige Tage in München sei, in derselben Stadt mit Olaf, und ihn doch nicht sehen sollte. Alter Olaf, nimm es mir nicht übel, aber ich habe mich diesmal gedrückt, ich hatte etwas Angst vor dir. Schau, du bist ein Athlet, ich aber bin ein zarter und kränklicher

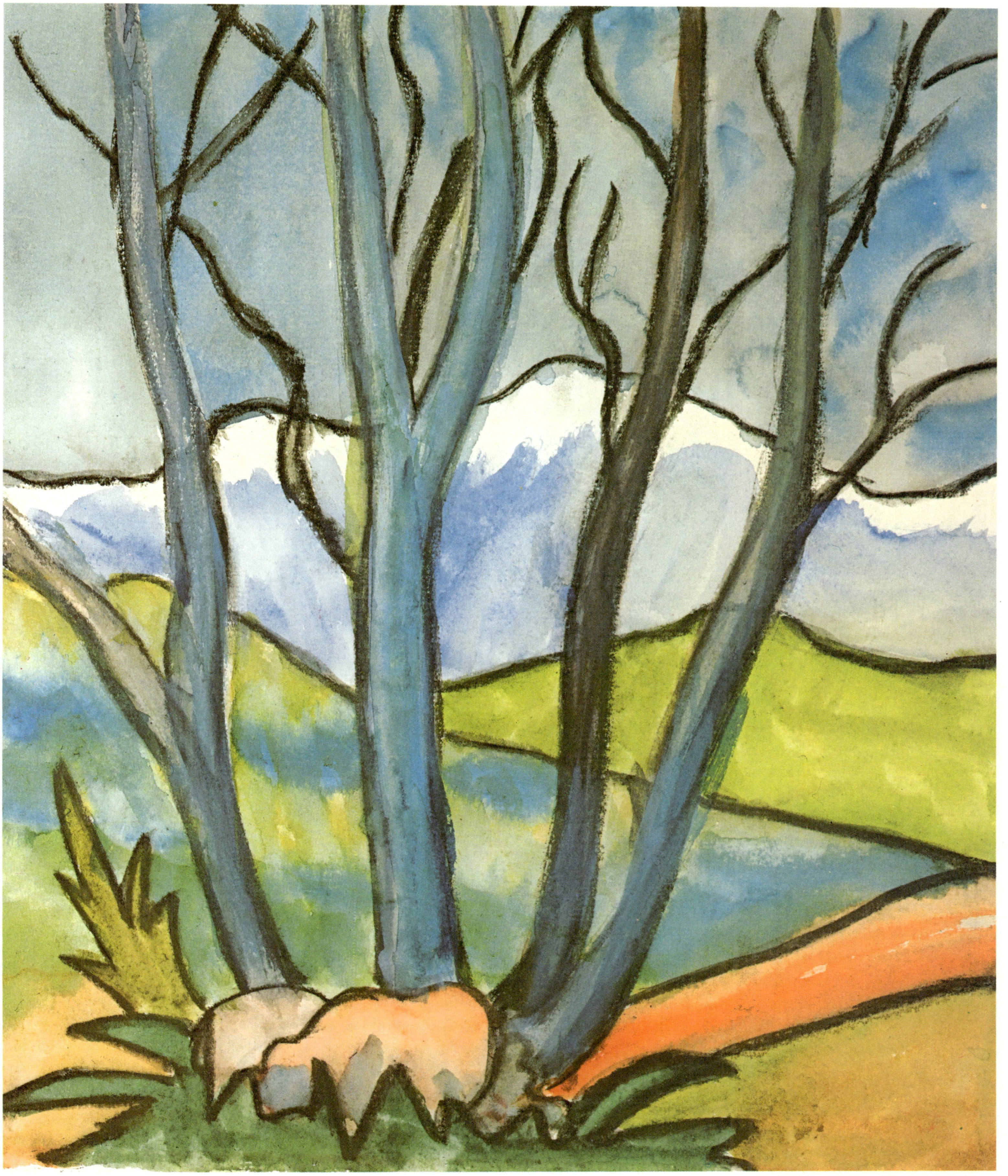

Mensch, und wenn ich dich angerufen und dich in ein Weinlokal gebeten hätte und dann gegen elf Uhr nach einem halben Liter wieder gegangen wäre, dann wärest du zornig geworden und hättest mich auf deinen starken Armen in ein Auto getragen und zu dir nach Hause geführt, und mir dort Whisky und dergleichen starke Dinge vorgesetzt, und andern Tages hättest du vielleicht wieder eine deiner schönen Zeichnungen gemacht, ich aber wäre im Sterben gelegen. Das wollte ich aber nicht, sondern ich wollte München wiedersehen, und dazu gehörten einige Malereien, und ich habe also das Wiedersehen mit dir nicht einer Laune geopfert, sondern dem Altdorfer, dem Dürer, dem Rembrandt, dem Cézanne und dem Marées.

Zweimal war ich einen Vormittag in der Alten Pinakothek, und ich habe nicht bloß meine alten Lieblinge wiedergefunden, ich habe sogar eine neue Erwerbung gemacht. Ich blieb eine gute Weile in den ersten Sälen bei den alten Deutschen und Niederländern, entzückt von Dirk Bouts, entzückt vom Meister des Bartholomäus-Altars, dann ging ich etwas bedrückten Herzens ins Dürerkabinett, denn der Maler Dürer war mir nie so recht lieb gewesen, und sein Selbstbildnis mit den langen blöden Locken war mir stets geradezu widerwärtig. Aber da ich von einer andern Seite her, von den Zeichnungen und einigen der Kupferstiche, diesen selben Dürer eben doch sehr verehrte, fühlte ich mich verpflichtet, ihn aufzusuchen. Und hier fand denn die Überraschung statt: während das Selbstbildnis mich genau in der alten Weise anschaute und mir um nichts sympathischer wurde, nahmen die vier Apostel plötzlich meine Augen und mein Herz gefangen, denn das war *gemalt*, wunderbar malerisch gemalt, das blühte in den Gesichtern, Händen und Apostelgewändern wie Blumen und sang wie Musik. Gut, daß ich mich nicht um den Dürer gedrückt hatte!

Um etwas Schönes reicher, um eine Liebe reicher, ging ich weiter. Jetzt aber zauderte ich nicht länger und besann mich auf Pflichten, sondern lief, blind an den schönsten Bildersälen vorbei, meinem Herzen nach, in das Seitenstübchen, wo die Altdorfer hängen. Da ist ein Bild, die »Alexanderschlacht«, das ist für mich das merkwürdigste und geheimnisvollste Stück der deutschen Malerei. Dieses Schlachtbild mit einigen zehntausend Figürchen drauf enthält alle deutsche Gründlichkeit, Verbissenheit und Pedanterie, und zugleich ist in diesem Bild alles das unsäglich überwunden und überstrahlt von einer Grazie und einem stillen Farbenzauber, wie kein

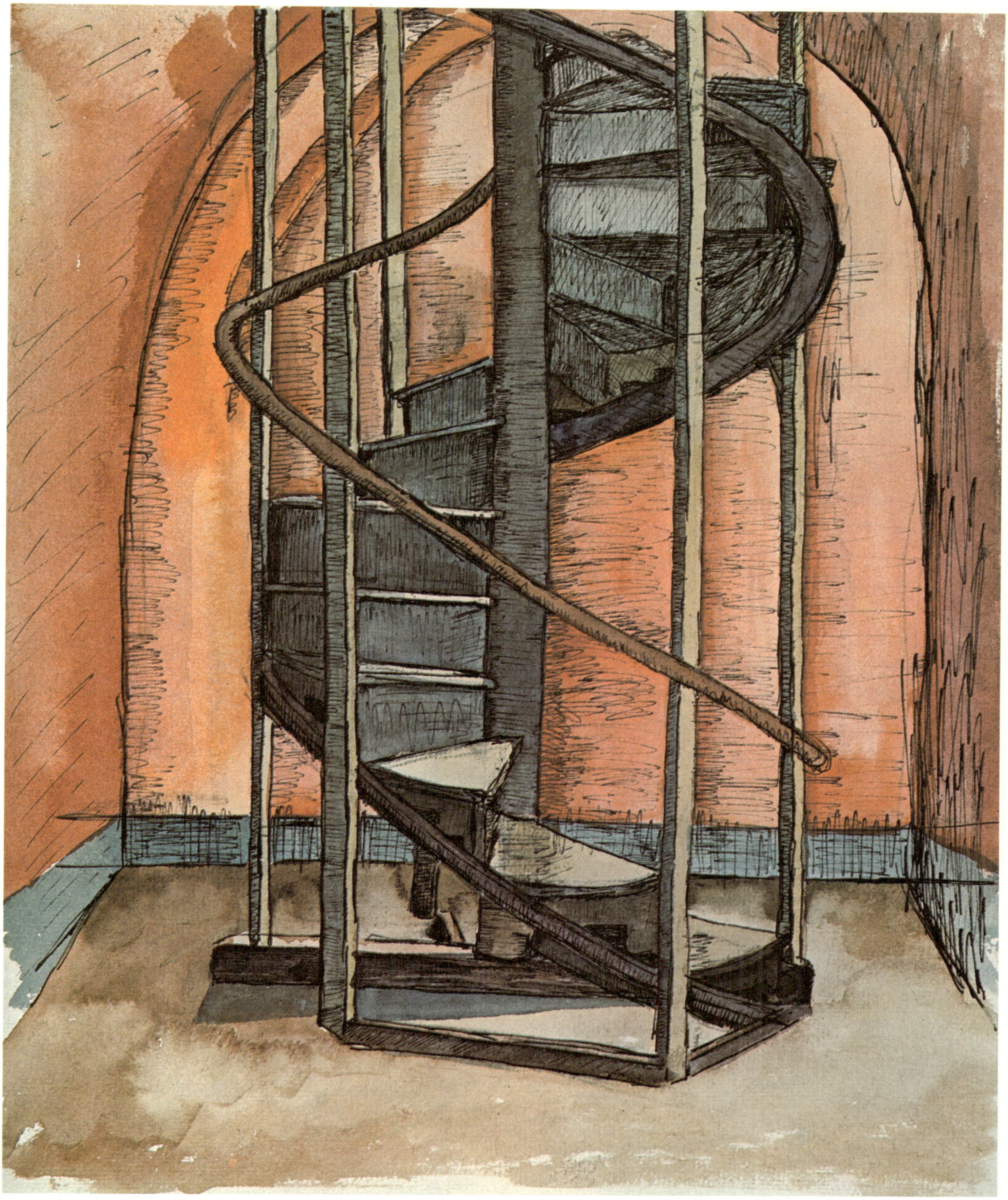

Franzose oder Chinese ihn übertreffen kann. Je nachdem man das Bild anschaut, kann man denken: »Herrgott, der gute Altdorfer muß ja ungezählte Jahre an dieser übergroßen Fleißarbeit gesessen sein!«, oder im nächsten Augenblick empfinden: »Lieber Gott, dies ganze große Bild muß ja an einem einzigen göttlichen Vormittag gemalt sein, so absolut eins ist es, so momentan und einmalig spielt der Lichtzauber über diese Figurenmassen!« Da stand ich lange und ließ es meinen Augen gutgehen. Und gleich daneben hing mein andrer Liebling, die kleine grüne Waldlandschaft von Altdorfer, dieses winzige Bildchen, in dem ich alle Urwälder und grünen Zufluchten der ganzen Welt empfinde, mit den harmonisch bewegten Wipfeln und mit dem süßen sanften Ton von Gold über all dem Grün.
Ich fände kein Ende, wenn ich mich weiter auf Einzelheiten einließe, das Thema ist unausschöpfbar. Aber ich war auch in der Neuen Staatsgalerie. Sie ist aus einem Gedanken heraus entstanden, der in der Geschichte der Galerien einzig dasteht. Immer sind ja Galerien irgendwie nationalistisch, immer wollen sie ein wenig zeigen, daß eben doch kein andres Volk der Erde solche Bilder male oder solche Bilder zu kaufen vermöge, wie eben dieses hier. In dieser Münchner Galerie aber herrscht das umgekehrte Prinzip, das einer erstaunlichen Demut und Aufrichtigkeit. Es war dem Galerieschöpfer die Aufgabe gestellt, er möge deutlich zeigen, wie unerträglich öde und schlecht die deutsche, speziell die Münchner Malerei gewisser Jahrzehnte sei, verglichen mit der deutschen Malerei der beiden voraufgehenden Jahrzehnte, oder gar verglichen mit den gleichzeitigen Franzosen. Die Aufgabe ist genial gelöst. Die Ausstellung ist so angelegt, daß man nicht beliebig mit diesem oder jenem Saal beginnen kann, sondern man muß zwangsläufig der Darlegung folgen, wie man einer gut geführten Argumentierung folgt. Man tritt ein und befindet sich inmitten der besten deutschen Malerei, bei Marées, bei Schuch und Leibl, bei dem jüngeren Hans Thoma und dem jungen Trübner. Beinah jedes Bild ist ein Kleinod. Dann aber folgt Saal auf Saal, ein entsetzlicher Querschnitt durch den Niedergang der deutschen, speziell der Münchner Kunst, vom Ende der achtziger Jahre an. In gewaltigen Räumen hängen hier Schinken an Schinken (einiges sehr Anständige ist auch dabei, aber nichts von sehr hohem Rang), die leeren großen Bilder der Wilhelminischen Epoche und Mentalität, dekorative Stücke von anspruchsvollem Format und beschei-

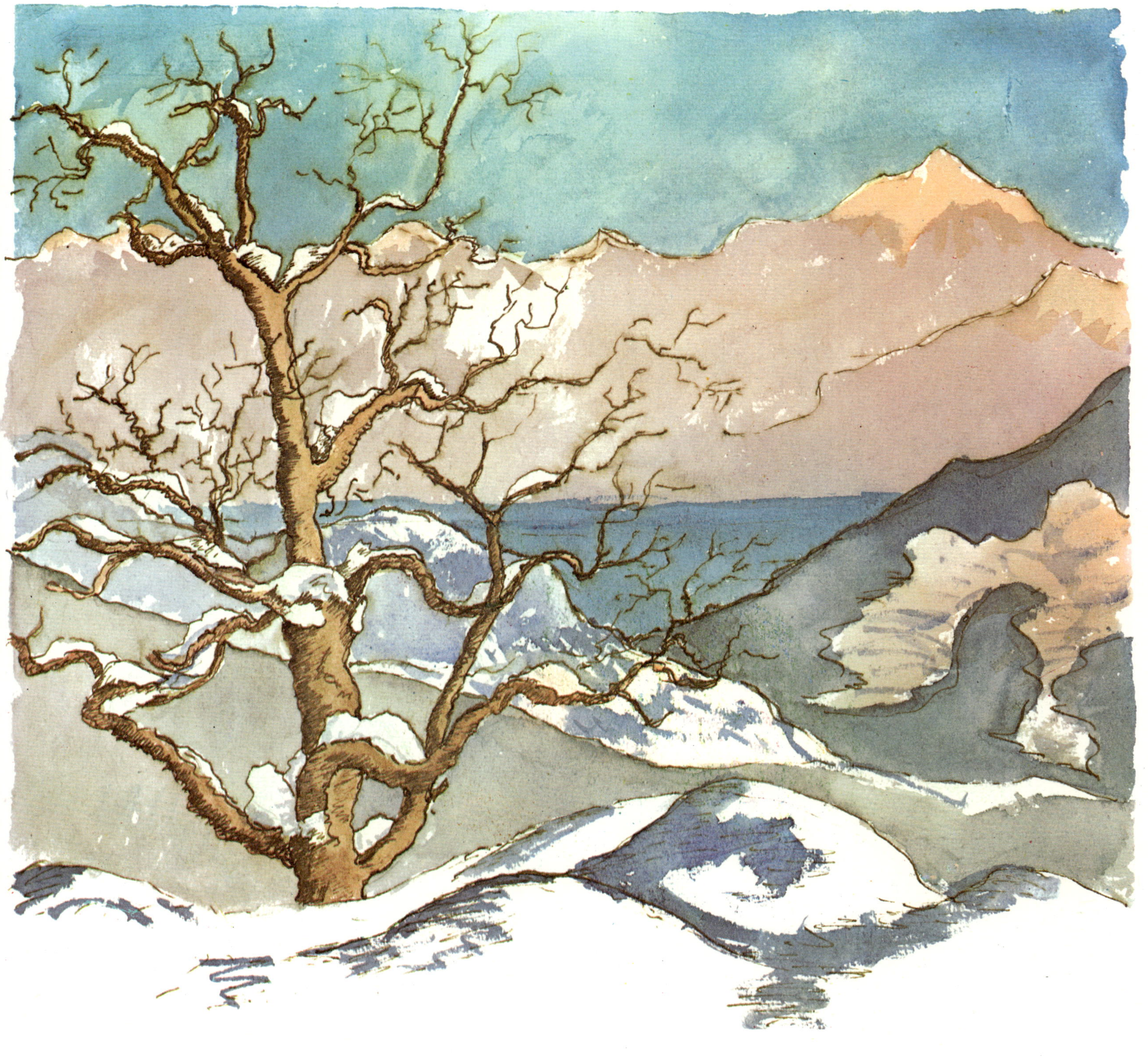

denster Qualität. – Und siehe, dann ist die Qual vorüber, man kommt atemlos ans Ende dieser Räume, und nun wird man nicht etwa bös und enttäuscht ins Freie entlassen, sondern es öffnet sich ein Sälchen, in welchem gezeigt wird, was wirkliche Malerei sein kann. Es ist der Franzosensaal; zwei Lieblinge von mir hängen da: der »Bahndurchstich« von Cézanne und die »Barke« von Manet. Und nun wieder eine Überraschung: auch aus diesem Franzosenkabinett der ausgesuchten Kleinode wird man nicht ohne einen tröstlichen Ausblick heimgeschickt, es folgt noch eine kleine, nicht ganz erstklassige, aber doch schöne Auswahl moderner Malerei, in welcher gezeigt wird, wie gründlich jener Jugendstil und Dekorationsschwindel der großen Säle abgewirtschaftet hat, wie andre Wege die heutige Malerei, auch in Deutschland, geht. Unter den Bildern dieses Trostkabinetts habe ich wieder einen Liebling, das »Venedig« von Kokoschka mit seiner frischen, böigen Laune. Versöhnt verläßt man die Veranstaltung, sie ist witzig, ohne bösartig zu sein, man wird gebeugt, aber auch wieder erhoben. Eine gute, eine sehr gute Sache, diese Staatsgalerie.
Nun ich diese Sachen wiedergesehen hatte, war ich gesättigt, und da Karl Valentin zur Zeit nicht spielte, konnte ich München wieder verlassen, ohne das Gefühl, etwas Wesentliches versäumt zu haben.

1929

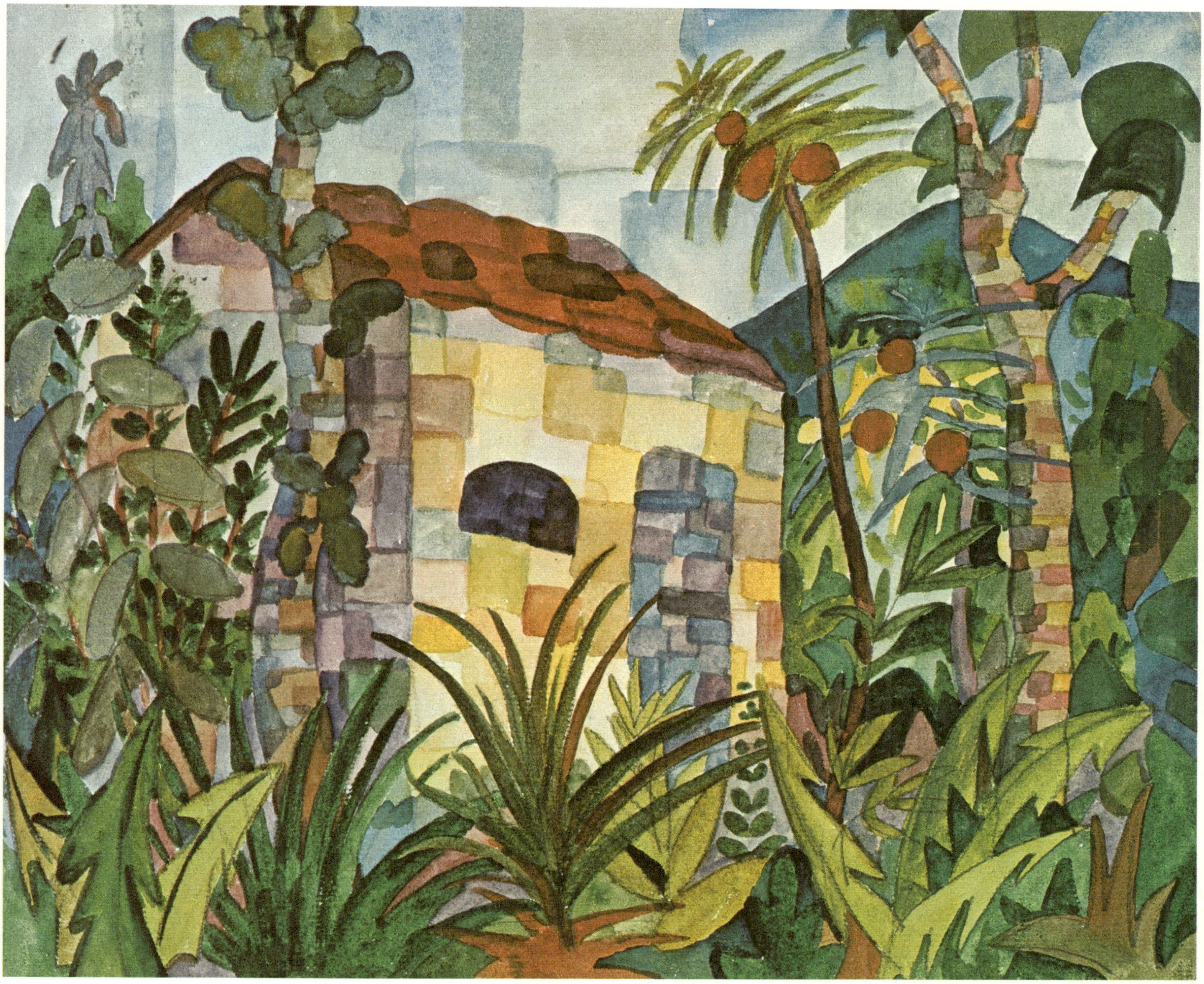

AUS »STUNDEN AM SCHREIBTISCH«

Wer viele Briefe bekommt und von vielen angegangen wird, dem kommt heutzutage ein nicht aussetzender Strom von Elend jeder Art entgegen, von der sanften Klage und schüchternen Bitte bis zum wütend grollenden Auftrumpfen der zynischen Verzweiflung. Wenn ich in eigener Person das ertragen müßte, was an Jammer, Bedrängnis, Armut, Hunger, Heimatlosigkeit die Briefpost eines einzigen Tages mir zuträgt, so wäre ich längst nicht mehr am Leben, und mancher dieser oft sehr sachlichen und anschaulichen Berichte stellt mir Zustände vor Augen, in welche mit der mitfühlenden Phantasie einzudringen und welche wirklich anzunehmen und wahrzuhaben mir große Mühe macht. Ich habe mich im Lauf dieser letzten Jahre damit abfinden müssen, mein Empfinden und Verstehen für jene Fälle von großer Not zu sparen, denen wenigstens einigermaßen abzuhelfen, denen mit Trost und Rat oder mit materieller Gabe beizukommen ist ...

Einigemale im Jahr aber kommt jene Art von Brief, an der ich besondere Freude habe und deren Erwiderung ich die größte Liebe zuwende. Einigemale im Jahr kommt es vor, daß jemand bei mir anfragt, ob noch eines von den mit Bildchen geschmückten Gedichtmanuskripten zu haben sei, die ich den Liebhabern zur Verfügung halte und deren Ertrag mir einen Teil der Ausgaben für alle die Pakete und Unterstützungen in die Länder des Elends und Hungers decken müssen. Eine solche Anfrage kam dieser Tage, nach einer Pause von vielen Monaten, einmal wieder und setzte mich in Arbeit und Brot. Ich halte, wenn irgend möglich, stets ein solches Manuskript oder zwei vorrätig, und hat eines einen Liebhaber gefunden, so suche ich es möglichst bald zu ersetzen. Dies ist von allen Arbeiten, die ich je getan habe, mir eine der liebsten, und sie geht etwa folgendermaßen vor sich: Zuerst öffne ich den Papierschrank in meinem Atelier. Ich besitze ihn seit dem Bau meines jetzigen Hauses, er enthält eine Reihe sehr breiter tiefer Zugfächer für Papierbogen. Der Schrank und das viele, zum Teil edle und alte, heute meist nicht mehr zu beschaffende Papier ist eine jener Wunscherfüllungen nach dem Spruch: »Was man in der Jugend wünscht, hat man im Alter die Fülle.« Als kleiner Knabe habe ich zu Weihnacht und Geburtstag mir jedesmal Papier gewünscht, als etwa

Achtjähriger tat ich es auf dem Wunschzettel mit den Worten: »Ein Bogen Papier so groß wie das Spalentor.« Später habe ich immer wieder Gelegenheiten zum Erwerb schöner Papiere benützt, oft habe ich sie gegen Bücher oder gegen Aquarelle eingetauscht, und seit der Schrank existiert, bin ich Besitzer von weit mehr Papier als ich je werde verbrauchen können.
Ich öffne den Schrank und gehe ans Auswählen eines Papieres, manchmal locken mich die glatten, manchmal die rauhen, manchmal die edlen Aquarellpapiere, ein andermal die einfacheren Druckpapiere. Diesmal bekam ich beim Suchen Lust auf ein sehr einfaches, leicht gelbliches Papier, von dem ich noch wenige gesparte Bogen pietätvoll bewahre. Es ist das Papier, auf das einst eines meiner liebsten Bücher, die »Wanderung«, gedruckt wurde. Die noch vorhandenen Vorräte dieses Buches wurden durch amerikanische Bomben vernichtet, seither existiert es nicht mehr, ich habe jedes in Antiquariaten auftauchende Exemplar jahrelang zu jedem Preise gekauft, und heute gehört es zu den wenigen Wünschen, die ich noch habe, daß ich sein Wiedererscheinen noch erleben möge. Dies Papier ist nicht kostbar, aber es hat eine besondere, ganz schwach saugende Porosität, die den darauf gesetzten Wasserfarben etwas leicht Verbleichtes, Altes gibt. Es hatte, wie ich mich erinnerte, auch seine Gefahren, doch wußte ich nicht mehr, welche es seien, und mich von ihnen überraschen und auf die Probe stellen zu lassen, dazu war ich gerade aufgelegt. Ich nahm die Bogen heraus, schnitt mit dem Papierfalzer das erwünschte Format zurecht, suchte ein passendes Stück Karton als Schutzmappe dazu und begann meine Arbeit. Ich male stets zuerst das Titelblatt und die Bilder, noch ohne Rücksicht auf die Texte, die ich später erst auswähle. Die ersten fünf, sechs Bilder, kleine Landschaften oder einen Blumenkranz, zeichne und male ich auswendig nach vertrauten Motiven, für die folgenden suche ich anregende Vorlagen aus meinen Mappen zusammen.
Ich zeichne mit Sepia einen kleinen See, ein paar Berge, auch eine Wolke in den Himmel, baue im Vordergrund am Hügelhang ein kleines Spieldorf auf, gebe dem Himmel etwas Kobalt, dem See einen Schimmer Preußischblau, dem Dorf etwas Goldocker oder Neapelgelb, alles ganz dünn, und freue mich darüber, wie das sanft saugende Papier die Farben dämpft und zusammenhält. Ich wische mit feuchtem Finger den Himmel etwas blasser und unterhalte mich mit meiner naiven kleinen Palette aufs beste, lang habe ich das Spiel nicht mehr geübt. Es geht ja allerdings nicht

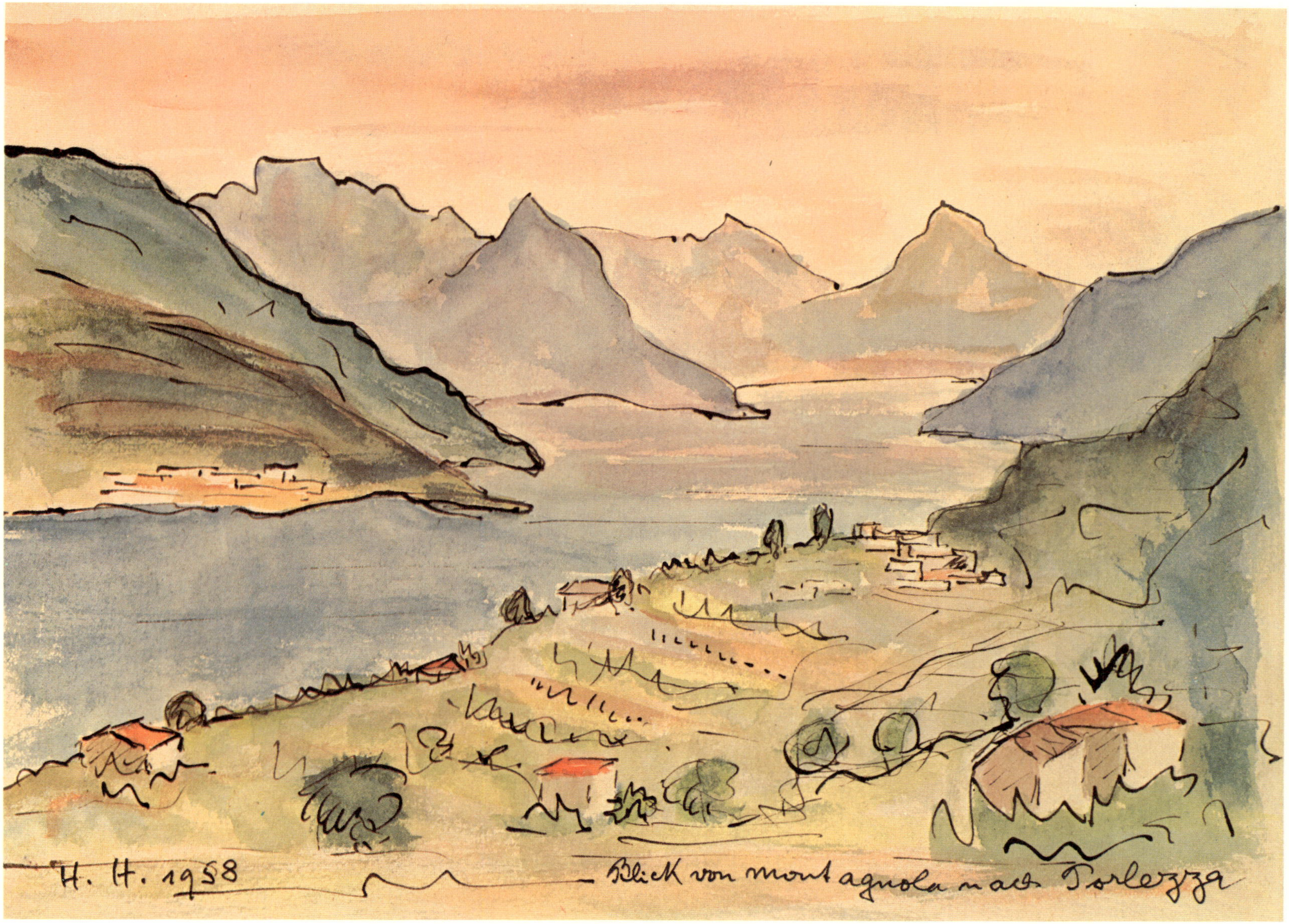
H. H. 1958
Blick von Montagnola nach Porlezza

mehr wie einst, ich ermüde viel rascher, die Kraft reicht nur für wenige Blätter im Tag. Aber noch immer ist es hübsch und macht mir Spaß, eine Handvoll weißer Blätter in eine Bilderhandschrift zu verwandeln und zu wissen, daß die Handschrift sich weiter verwandeln wird, in Geld zunächst, dann aber in Pakete mit Kaffee, mit Reis, mit Zucker und Öl und Schokolade, und des weitern zu wissen, daß damit ein Strahl von Ermunterung, von Trost und neuer Kraft in teuren Menschen entzündet wird, ein Jubelgeschrei bei Kindern, ein Lächeln bei Kranken und Alten, und auch da und dort ein Schimmer von Glauben und Vertrauen in übermüdeten und mutlos gewordenen Herzen . . .

Es ist ein hübsches Spiel, und ich mache mir kein Gewissen daraus, daß diesen kleinen Malereien ein künstlerischer Wert nicht innewohnt. Als ich einst die allerersten dieser Heftchen und Mäppchen machte, waren sie noch viel unbeholfener und kunstloser als heute, es war während des Ersten Weltkrieges, und ich machte sie auf den Rat eines Freundes, damals zugunsten der Kriegsgefangenen, es ist lange her, und später kamen Jahre, in denen ich über einen Antrag froh war, weil ich selber es nötig hatte. Heute nun sind es nicht mehr, wie vor Jahrzehnten, Bibliotheken für Kriegsgefangene, in die ich meine Handarbeiten verwandle. Die Leute, in deren Dienst ich heute meine kleinen Handarbeiten herstelle, sind nicht anonyme Unbekannte, ich gebe die Erträge meiner Arbeit auch nicht einem Roten Kreuz oder dieser oder jener Organisation, ich bin mit den Jahren und Jahrzehnten immer mehr ein Liebhaber des Individuellen und Differenzierten geworden, entgegen allen Tendenzen unsrer Zeit. Und möglicherweise bin ich damit nicht nur ein wunderlicher Eigenbrötler, sondern habe objektiv recht. Zum mindesten kann ich feststellen, daß mir das Betreuen einer kleinen Zahl von Menschen, die ich zwar nicht alle persönlich kenne, deren jeder aber mir etwas bedeutet, deren jeder seinen eigenen, einmaligen Wert und sein besonderes Schicksal hat, viel mehr Freude macht und mir im Herzen richtiger und notwendiger scheint, als die Fürsorge und Wohltätigkeit, die ich einst als Rad in einer großen Fürsorge-Maschinerie mitbetreiben half. Auch heute stellt jeder Tag an mich die Forderung, mich der Welt anzupassen und, wie die meisten es tun, mich all der aktuellen Aufgaben mit Hilfe von Routine und Mechanisierung zu entledigen, mit Hilfe eines Apparats, einer Sekretärin, einer Methode. Vielleicht sollte ich die Zähne zusammenbeißen und es noch auf meine

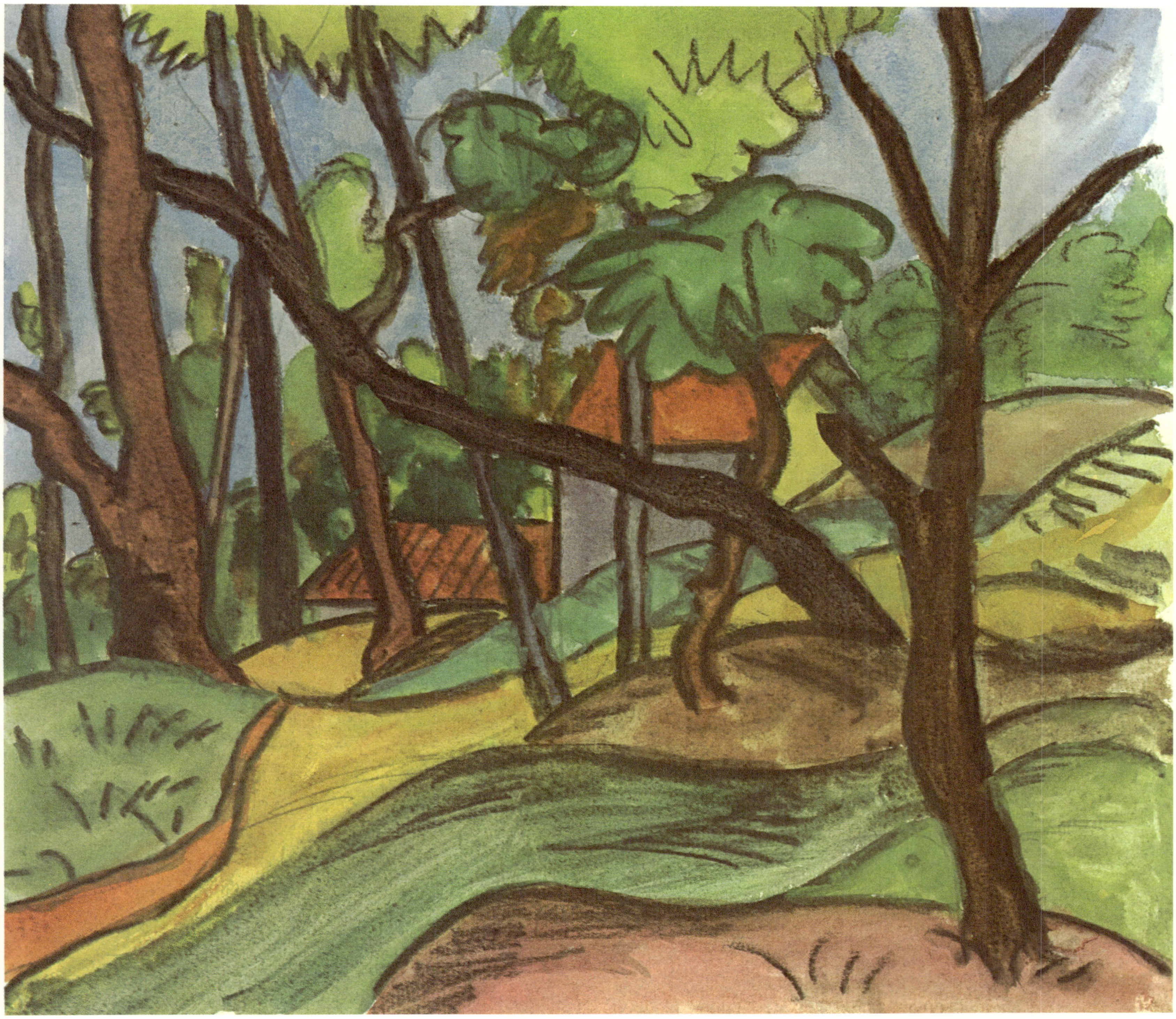

alten Tage erlernen? Aber nein, es wäre mir nicht geheuer dabei, und alle jene vielen, deren Not ihre Wellen bis auf meinen überhäuften Schreibtisch spült, wenden sich ja an einen Menschen, nicht an einen Apparat. Bleibe jeder bei dem, was sich ihm bewährt hat!

1949

Seetal im Februar

O dünne Sonnenluft im Februar!
Braun schleicht und gelb der fahle Strand dahin,
See starrt und Himmel glasig kühl und klar,
In Trauerzügen kahle Bäume ziehn.

Ach, graue Haare fand ich jüngst im Bart!
Alt wird und müd, was einst so hell gebrannt,
Zu Ende neigt, o Maler, deine Fahrt
Und führt durch Friedhofluft und Winterland.

Doch leis im Nacken brennt die Sonne schon,
Die zärtlich mir vom künftigen Sommer singt:
Noch einmal schreite glühend und beschwingt
Durch einen Sommer, du verlorener Sohn!

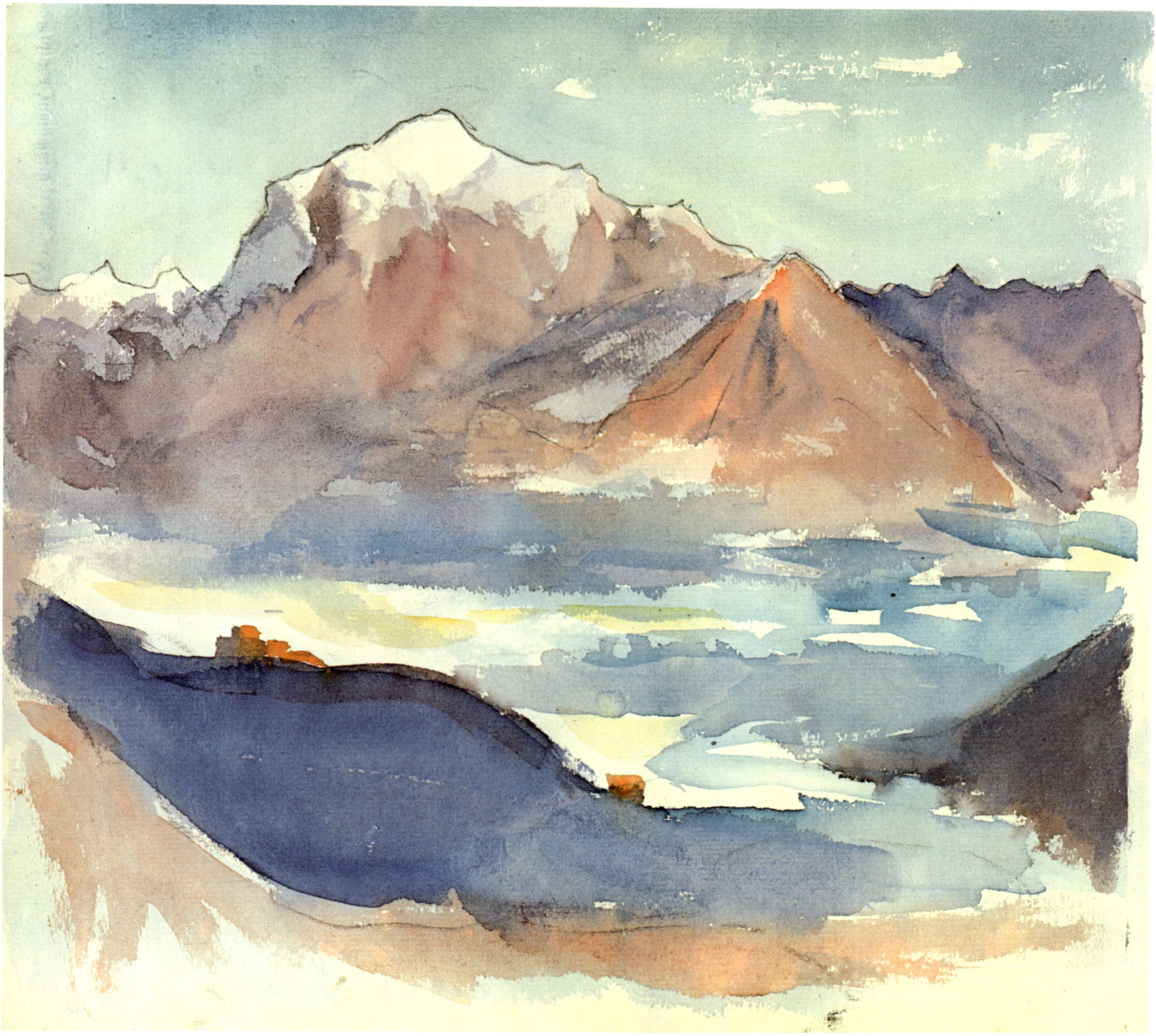

MALEN IST WUNDERVOLL . . .

Ein Mosaik aus Briefen und Selbstzeugnissen

Malen ist wundervoll. Ich glaubte früher, Augen zu haben und ein aufmerksamer Spaziergänger auf Erden zu sein. Aber das fängt ja jetzt erst an . . . das befreit von der verfluchten Willenswelt.

Aus einem Brief vom 21. 4. 1917 an Walter Schädelin

Daß ich kein Maler mehr werden kann, weiß ich schon, aber das intensive Selbstvergessen in der Hingabe an die Erscheinungswelt ist ein Erlebnis. Daß ich tagelang mich selber und die Welt und den Krieg und alles ganz und gar vergessen habe, war seit 1914 das erste Mal.

Aus einem Brief vom 26. 5. 1917 an Alfred Schlenker

Der Krieg war für mich Anlaß zu einer inneren Erkrankung oder Auseinandersetzungsnotwendigkeit, die nun ihren Weg geht und der ich gern alles Äußere opfere. Wenn ich jetzt zwischen der Arbeit (ich bin Beamtenstellvertreter im Kriegsministerium und arbeite hier für Gefangenenfürsorge) etwas Schönes haben und mich von allem Aktuellen weg in etwas fraglos Wertvolles vertiefen will, dann dichte ich nicht, sondern ich habe mit fast vierzig Jahren noch das Zeichnen und Malen angefangen, das mir fast den gleichen Dienst tut und oft noch mehr. Denn der Zustand der Seele, den ich allein für erstrebenswert halte, das innige Mitleben und Hingegebensein ohne persönliche Begierden, der ist recht eigentlich künstlerisch, und ich erreiche ihn für Stunden, wenn ich so etwas mache. Da fängt das Reich Gottes an und das »Alles ist Euer«.

Aus einem Brief vom 4. 7. 1917 an Hans Aburi

Als wäre es niemals anders gewesen, saß ich in einem südlichen Tal am Rand eines Weinberges, neben der niedrigen Mauer auf einem kleinen Feldstuhl. Auf den Knien hatte ich einen kleinen Karton liegen, in der Linken eine leichte Palette, in der Rechten einen Haarpinsel. Neben mir stak im weichen Boden mein Wanderstock und lag mein Rucksack, der war geöffnet, und man sah die kleinen zerdrückten Farbentuben darin liegen. Ich holte eine her, schraubte das Köpfchen ab und ließ mit Wonne einen kleinen Klecks vom schönsten, reinsten Kobaltblau auf die Palette, und dann Weiß, und ein feines smaragdenes Veronesergrün für die abendliche Luft, und sparsam einen Spritzer Krapplack. Und ich blickte lang vor mich hinaus, auf die fernen Berge und das goldigbraun rauchende

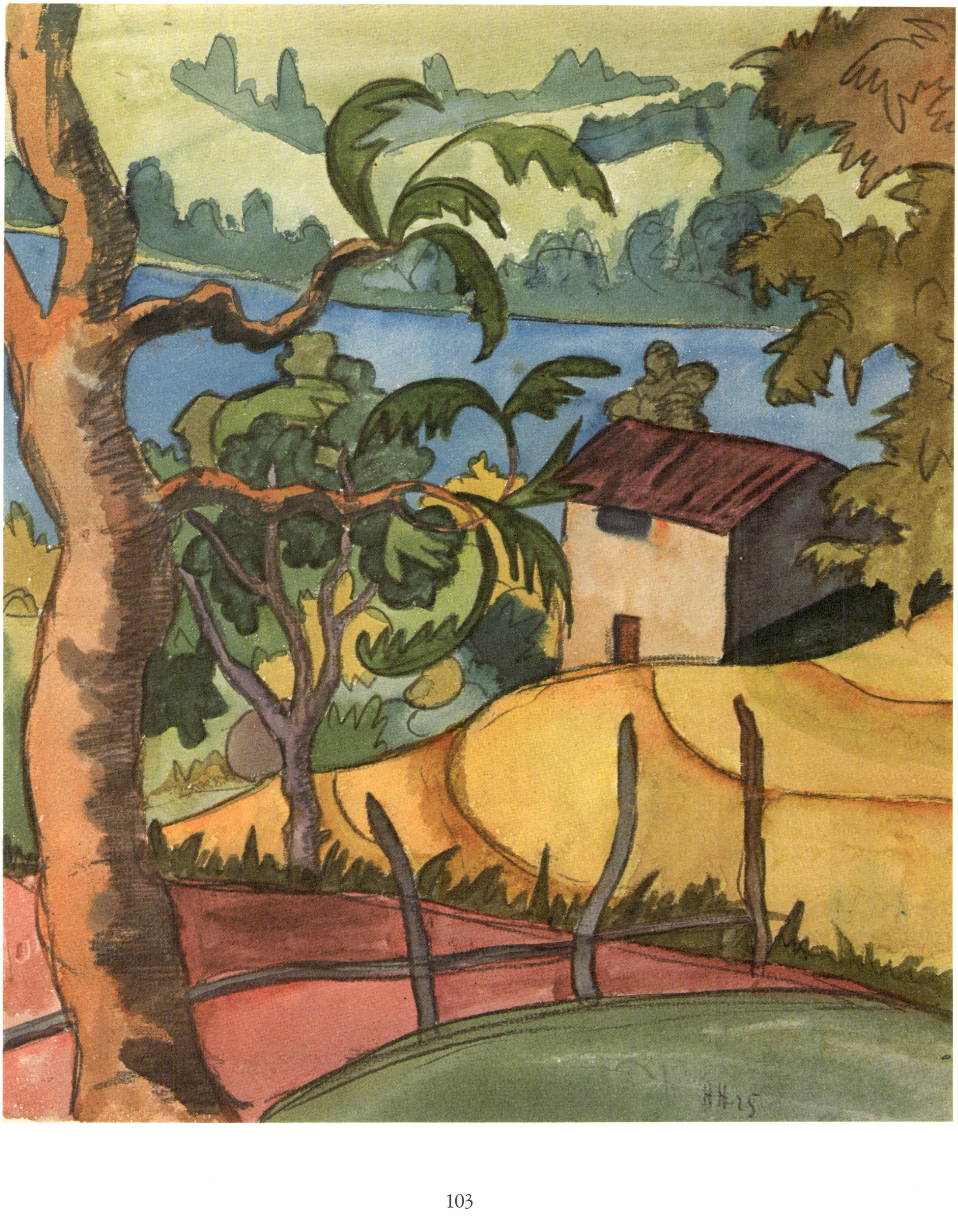

Gewölk, und mischte Ultramarin ins Rot und hielt den Atem an vor Sorgfalt, weil das alles unsäglich zart und leicht und luftig werden mußte. Und mein Pinsel schwang nach kurzem Zaudern rasch und rund eine lichte Wolke ins Blau, mit grauen und violetten Schatten, und die erst angedeuteten grünen Gründe der Nähe und der laubigen Kastanienbäume begannen nun mit dem gedämpften Rot und Blau der Fernen zusammenzuklingen und aufeinander zu wirken, und Freundschaften und Neigungen der Farben, Anziehungen und Feindschaften klangen auf, und nicht lange, so war alles Leben in mir und außer mir zusammengezogen auf den kleinen Karton, der auf meinen Knien lag, und alles, was die Welt mir und ich der Welt zu sagen und anzutun, zu gestehen und abzubitten hatte, das geschah still und glühend in Weiß und Blau, in frohem kühnem Gelb und süßem lauschigem Grün. Und ich fühlte: das war das Leben! Das war mein Teil an der Welt, mein Glück, meine Last. Hier war ich zu Hause. Hier blühte mir Lust, hier war ich König, hier kehrte ich der ganzen sehr geehrten Welt mit Wonne und Gleichmut den Rücken.

Aus »Traum am Feierabend«, in »Vossische Zeitung«, Berlin, vom 8. 3. 1918

Ich bin hier stets sehr fleißig und habe neue Sachen geschrieben, die zwar niemand goutieren wird, die aber später sich doch als notwendig zeigen werden. Daneben male ich viel und finde nun so allmählich meinen Stil für das, was ich sagen möchte: kleine expressionistische Aquarelle, sehr frei der Natur gegenüber, aber in den Formen genau studiert. Alles ziemlich hell und farbig.

Aus einem Brief vom 14. 9. 1919 an Frau Schädelin

Die Frage: warum muß das Stilisieren der Natur nun grade so und nicht anders geschehen? – die ist für mich zwar nicht rätselhaft, aber ich kann meine Gedanken darüber kaum ausdrücken. Mir scheint zwischen den Richtungswechseln in der Kunst und den Schwankungen in andern menschlichen Dingen, etwa in der Mode, ein inniger Zusammenhang zu sein. Ein unbewußter, dunkler Trieb leitet das alles, und wie die Kleidermode jeder Saison, so ist die Art der jüngsten Kunst für den Beobachter ein sehr feiner und zarter Barometer für die Seelenstimmungen der Zeit. Jede dieser Schwankungen und Änderungen mitzumachen und zu lobpreisen, halte ich für niemandes Pflicht, und lehne das auch für mich selber

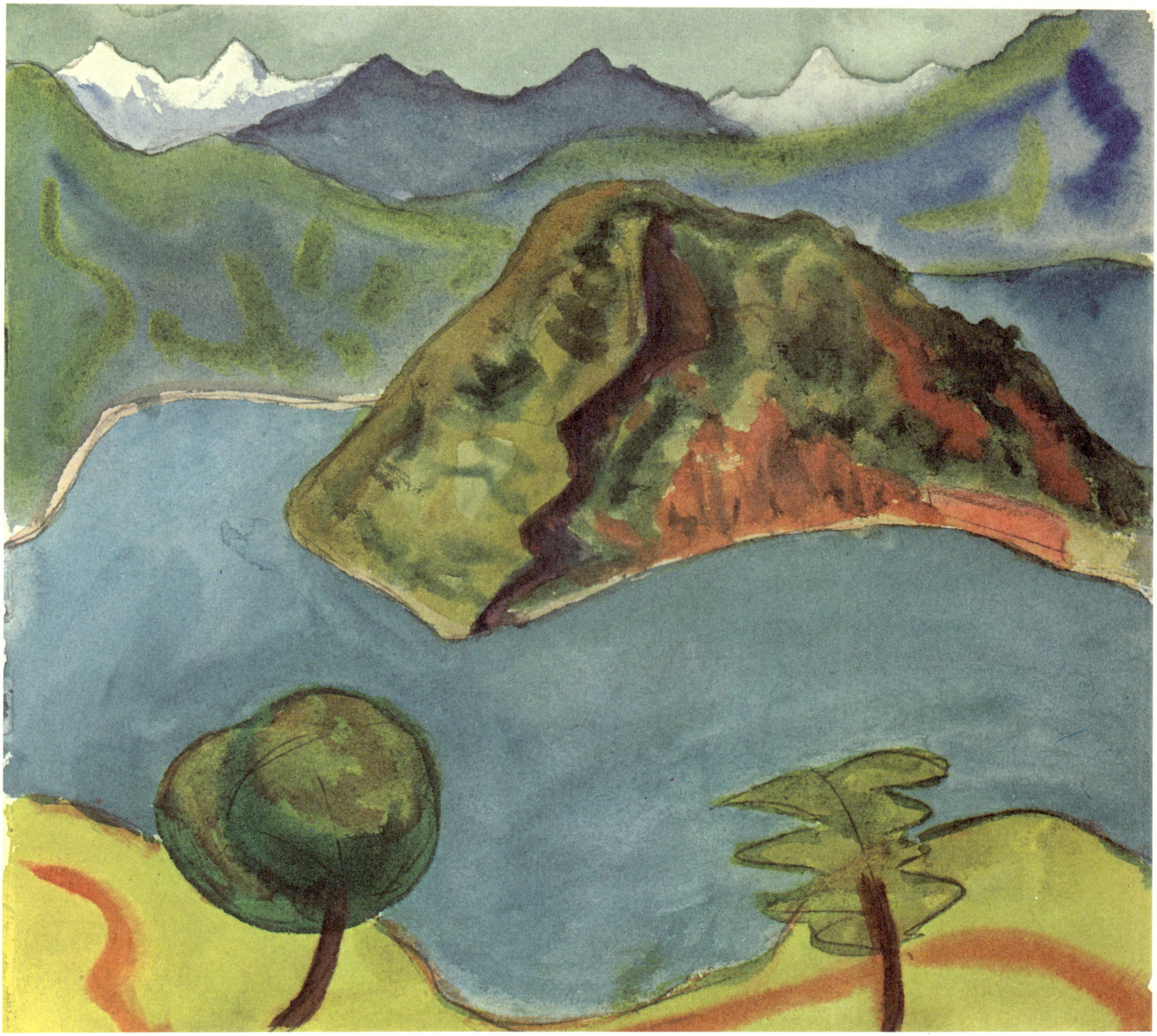

ab. Daß aber dem Ganzen ein tiefer Sinn zugrunde liegt, und daß es weder ein seltsamer »Zufall« noch die Willkür Einzelner ist, wenn innerhalb weniger Jahre über ganz Europa weg von Barcelona bis Moskau die expressionistische Welle geht, das scheint mir klar. Die plötzliche Abneigung der gesamten Jugend gegen das, was sie jetzt mit feindlicher Betonung »Impressionismus« nennen, teile ich nicht, ich habe nach wie vor Corot und Renoir überaus lieb. Aber ich verstehe diese Abneigung sehr gut. Der Impressionismus hat ein Stück der Malerei zu hoher Entfaltung gebracht, er hat in der Delikatesse und zarten Nuancierung des Malens eine raffinierte Hochkultur gebracht, gegen die sich die Jugend plötzlich wendete, weil ihr das zu einseitig war, weil sie neue Töne hören wollte, weil sie auf jene Art ihre eigenen Gefühle und Nöte nicht ausdrücken konnte. Dadurch verliert kein einziges gutes Werk der vorigen Generation seinen Wert, und das revolutionäre Geschrei bei einem Teil der Jugend muß man nicht allzu ernst nehmen. Ernst daran ist nur das tiefe Bedürfnis, für neue Sorgen, neue Emotionen auch neue Ausdrücke zu finden.

Aus einem Brief vom 7. 11. 1919 an Helene Welti

Sie werden sehen, daß zwischen meiner Malerei und Dichtung keine Diskrepanz herrscht, daß ich auch hier nicht der naturalistischen, sondern der poetischen Wahrheit nachgehe.

Aus einem Brief vom 13. 1. 1920 an die »National-Zeitung«, Basel, anläßlich einer Ausstellung eigener Aquarelle in Basel

Das Produzieren mit Feder und Pinsel ist für mich der Wein, dessen Rausch das Leben so weit wärmt und hübsch macht, daß es zu tragen ist.

Aus einem Brief vom 21. 12. 1920 an Franz Karl Ginzkey

Eines Tages entdeckte ich eine ganz neue Freude. Ich fing, schon vierzig Jahre alt, plötzlich an zu malen. Nicht daß ich mich für einen Maler hielte oder einer werden wollte. Aber das Malen ist wunderschön, es macht einen froher und duldsamer. Man hat nachher nicht wie beim Schreiben schwarze Finger, sondern rote und blaue. Auch über diese Malerei ärgern sich viele meiner Freunde. Darin habe ich wenig Glück – immer, wenn ich etwas recht Notwendiges, Glückliches und Hübsches unternehme, werden die Leute unangenehm. Sie möchten gerne, daß man bleibt, was man war,

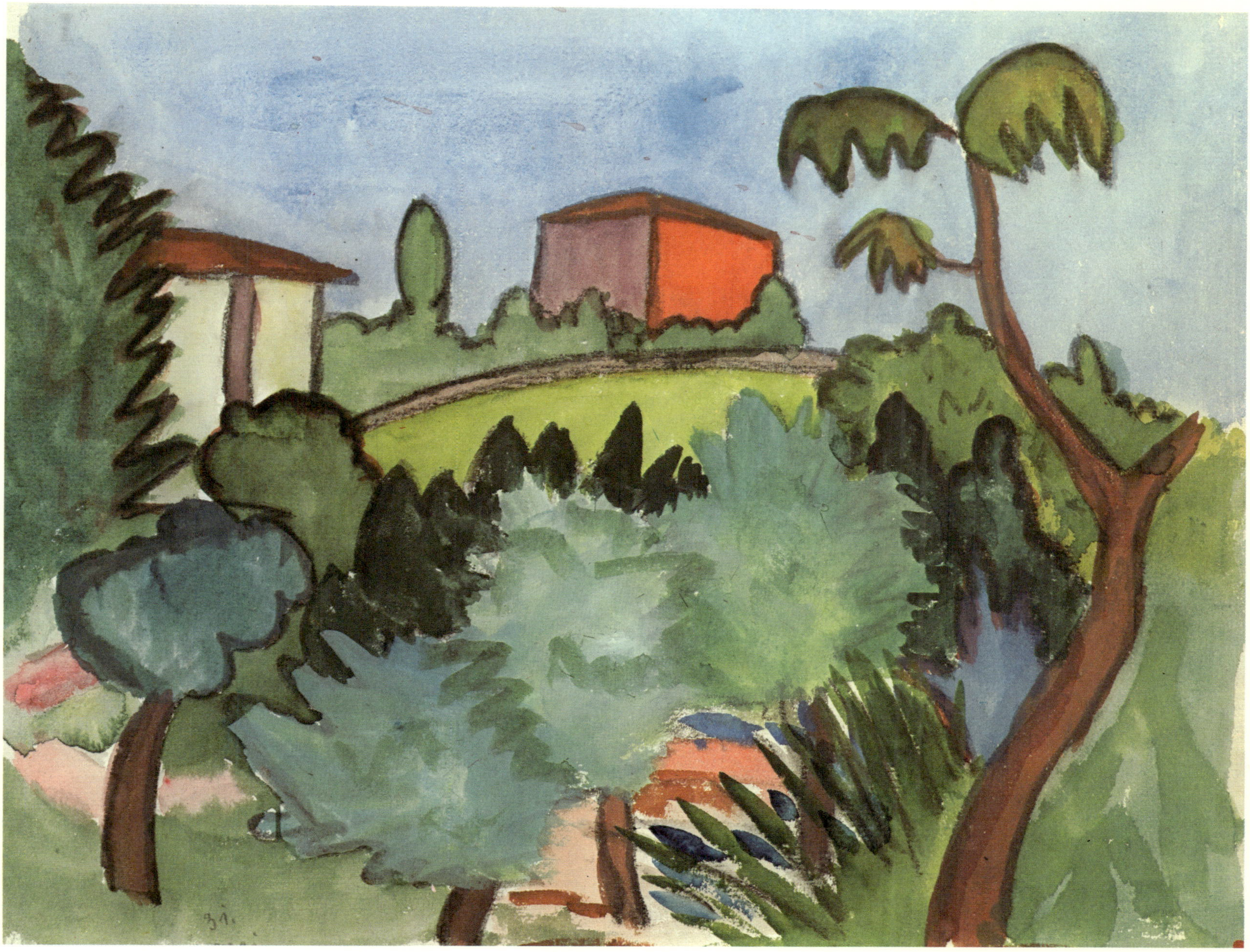

daß man sein Gesicht nicht ändert. Aber mein Gesicht weigert sich, es will sich häufig ändern, es ist ihm Bedürfnis.
Ein anderer Vorwurf, den man mir macht, scheint mir selber sehr richtig. Man spricht mir den Sinn für die Wirklichkeit ab. Sowohl die Dichtungen, die ich dichte, wie die Bildchen, die ich male, entsprechen nicht der Wirklichkeit. Wenn ich dichte, so vergesse ich häufig alle Anforderungen, welche gebildete Leser an ein richtiges Buch stellen, und vor allem fehlt mir in der Tat die Achtung vor der Wirklichkeit. Ich finde, die Wirklichkeit ist das, worum man sich am allerwenigsten zu kümmern braucht, denn sie ist, lästig genug, ja immerzu vorhanden, während schönere und nötigere Dinge unsre Aufmerksamkeit und Sorge fordern. Die Wirklichkeit ist das, womit man unter gar keinen Umständen zufrieden sein, was man unter gar keinen Umständen anbeten und verehren darf, denn sie ist der Zufall, der Abfall des Lebens. Und sie ist, diese schäbige, stets enttäuschende und öde Wirklichkeit, auf keine andre Weise zu ändern, als indem wir sie leugnen, indem wir zeigen, daß wir stärker sind als sie.
In meinen Dichtungen vermißt man häufig die übliche Achtung vor der Wirklichkeit, und wenn ich male, dann haben die Bäume Gesichter, und die Häuser lachen oder tanzen, oder weinen, aber ob der Baum ein Birnbaum oder eine Kastanie ist, das kann man meistens nicht erkennen. Diesen Vorwurf muß ich hinnehmen. Ich gestehe, daß auch mein eigenes Leben mir sehr häufig genau wie ein Märchen vorkommt, oft sehe und fühle ich die Außenwelt mit meinem Innern in einem Zusammenhang und Einklang, den ich magisch nennen muß.

Aus dem »Kurzgefaßten Lebenslauf«, geschrieben 1921

Ich liebe die schöne Natur, die Wälder, Reben und Dörfer hier so sehr, daß ich sie immer wieder malen muß, bin auch ein klein wenig weiter gekommen. Aber es bleibt bis jetzt bei ganz einfachen landschaftlichen Motiven, weiter scheine ich nicht mehr zu kommen. Wie schön das andere alles ist, Lüfte und Tiere, bewegtes Leben, und gar das Schönste, die Menschen, das sehe ich wohl, oft ergriffen und fast bestürzt, aber malen kann ich es nicht.

Aus einem Brief vom 4. 7. 1922 an Cuno Amiet

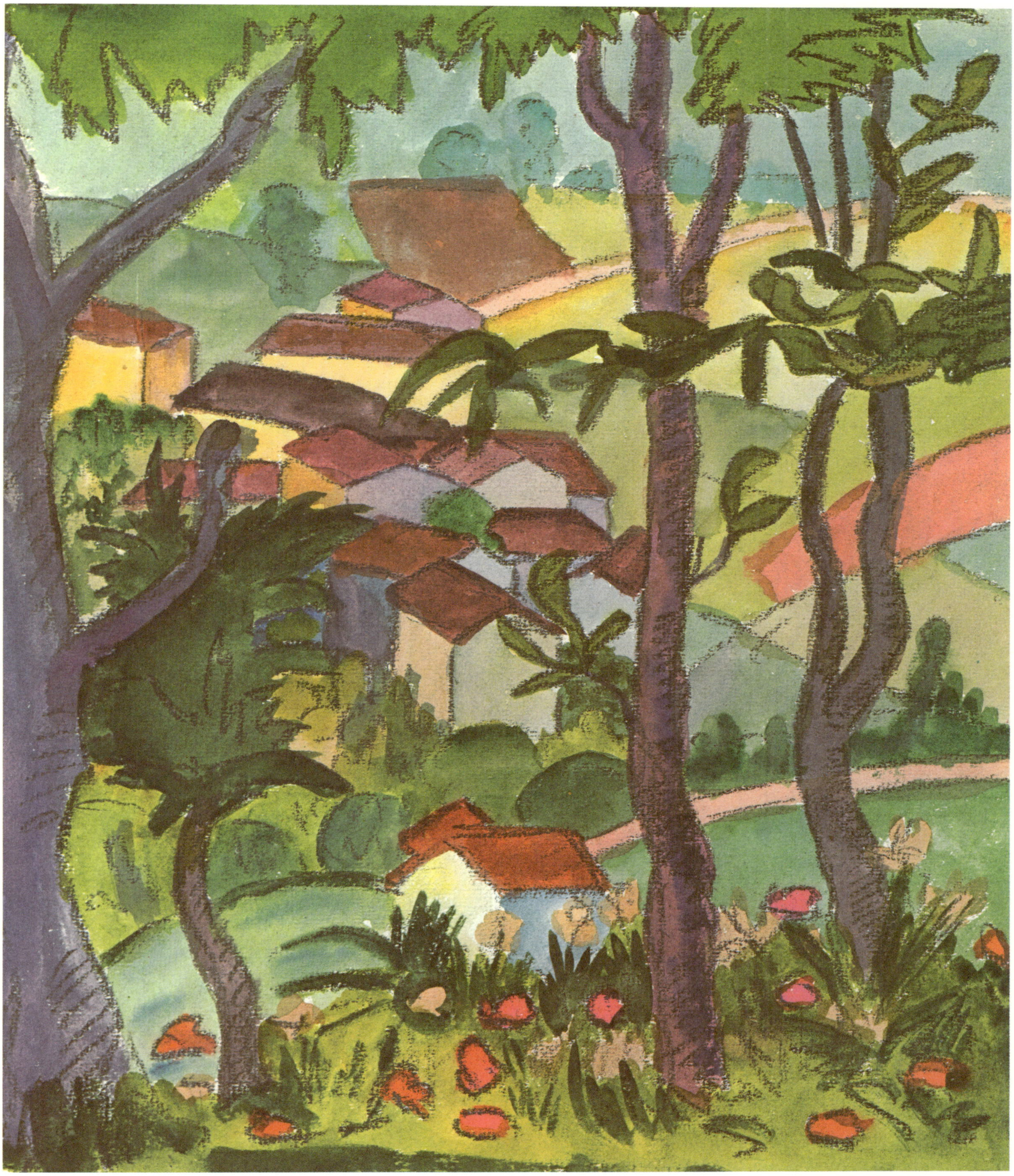

Seit Jahren bin auch ich mit Zeichnen und Malen beschäftigt, mein Ausweg, um in bittersten Zeiten das Leben ertragen zu können und um Distanz von der Literatur zu gewinnen.

Aus einem Brief vom 5. 6. 1924 an Rolf Schott

Ich habe in diesen Jahren, seit ich mich mit dem Malen beschäftigte, zur Literatur allmählich eine Distanz bekommen, die ich nicht hoch genug einschätzen kann, und zu der ich keinen andern Weg gewußt hätte. Ob dann nebenbei das Gemalte selbst noch irgendeinen Wert hat oder nicht, kommt kaum in Betracht. In der Kunst spielt ja die Zeit, umgekehrt wie in der Industrie, gar keine Rolle, es gibt da keine verlorene Zeit, wenn nur am Ende das Mögliche an Intensität und Vervollkommnung erreicht wird. Als Dichter wäre ich ohne das Malen nicht so weit gekommen.

Aus einem Brief vom 5. 6. 1924 an Georg Reinhart

Der Leser mag sehr darüber lachen, für uns Schreibende aber ist das Schreiben immer wieder eine tolle, erregende Sache, eine Fabel in kleinstem Kahn auf hoher See, ein einsamer Flug durchs All. Während man ein einzelnes Wort sucht, unter drei sich anbietenden Worten wählt, zugleich den ganzen Satz, an dem man baut, im Gefühl und Ohr zu behalten – während man den Satz schmiedet, während man die gewählte Konstruktion ausführt und die Schrauben des Gerüstes anzieht, zugleich den Ton und die Proportionen des ganzen Kapitels, des ganzen Buches irgendwie auf geheimnisvolle Weise stets im Gefühl gegenwärtig zu haben, das ist eine aufregende Tätigkeit. Ich kenne eine ähnliche Gespanntheit und Konzentration aus eigener Erfahrung nur noch bei der Tätigkeit des Malens. Da ist es ganz ebenso: jede einzelne Farbe zur Nachbarfarbe richtig und sorgfältig abzustimmen, ist hübsch und leicht, man kann das lernen und alsdann beliebig oft praktizieren. Darüber hinaus aber beständig die sämtlichen Teile des Bildes, auch die noch gar nicht gemalten und sichtbaren, wirklich gegenwärtig zu haben und mit zu berücksichtigen, das ganze vielmaschige Netz sich kreuzender Schwingungen zu empfinden, das ist erstaunlich schwer und glückt nur selten.

Aus dem »Kurgast«, geschrieben 1924

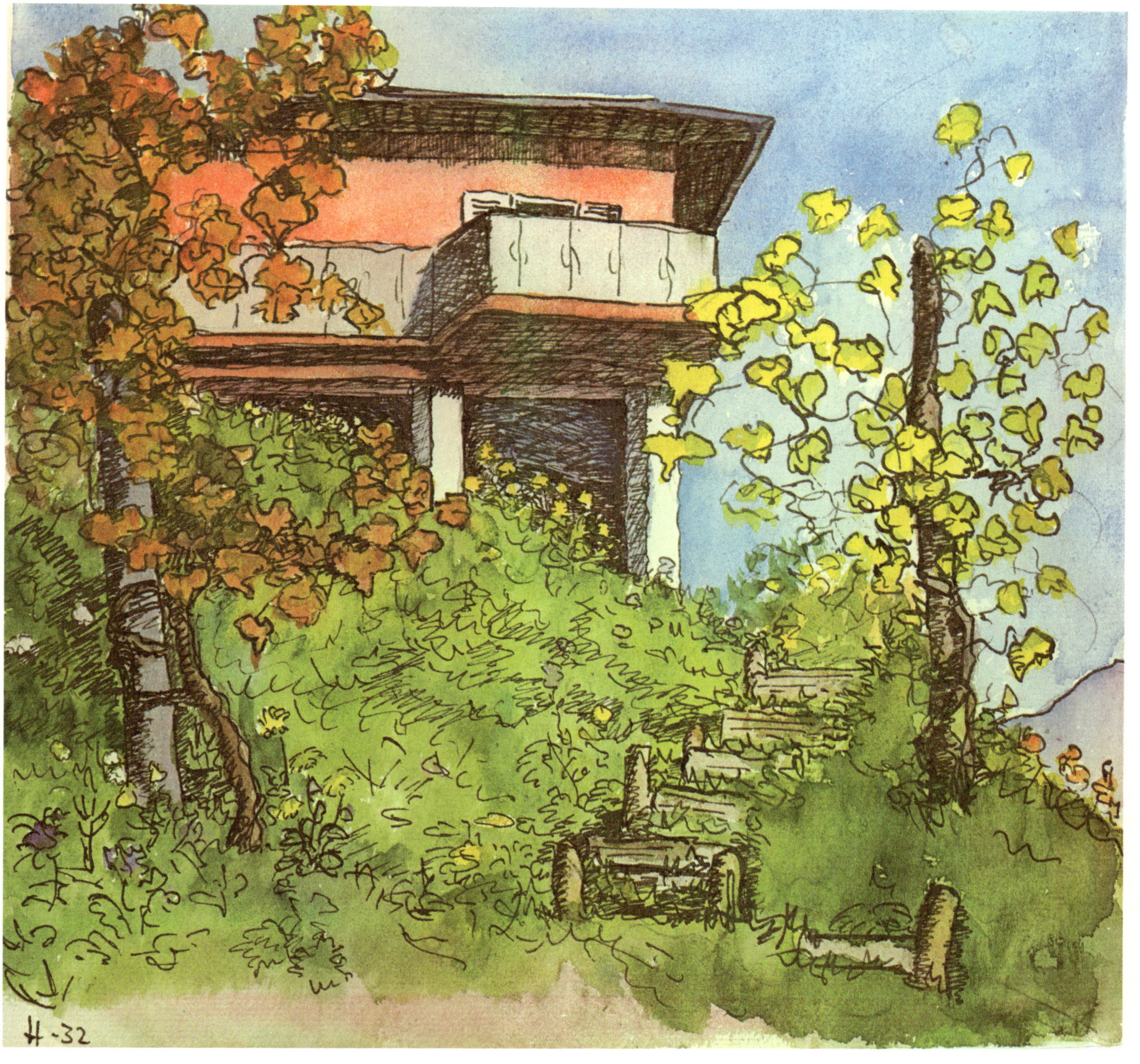
H-32

Wenn ich meine Bildchen male, ist es, wie Sie sagen, kein Können, sondern ein Dürfen, und wahrscheinlich ist es ein großes Glück, mit Farben spielen und das Loblied der Natur singen zu dürfen. Nur brauche ich das Wort »Glück« nicht gern, da mein Leben allzu exponiert und abseitig ist, um dafür Platz zu haben. Aber es ist so, daß ich längst nicht mehr leben würde, wenn nicht in der schwersten Zeit meines Lebens die ersten Malversuche mich getröstet und gerettet hätten.

Aus einem Brief vom 12. 9. 1925 an Ina Seidel

Das Schönste von allem war der Karneval. Noch tagelang fielen mir je und je verspätete Konfetti aus den Ärmeln, und über meinem Schreibtisch, der meistens von friedlichem Staub bedeckt ist, hängen und stecken an der Wand Photographien von Frauen in eleganten oder phantastischen Ballkostümen. Es ist eine unglaublich schöne Frau darunter, ihretwegen hat es sich gelohnt, daß ich schnell noch vor dem Altwerden den Foxtrott und den Boston gelernt habe. Ich kannte sie noch nicht, als ich zum Tanzlehrer ging, und doch war es ihretwegen, daß ich hinging. Man tut alles im Leben, oder das meiste, der Frauen wegen. Habe ich den größten Teil meines Lebens hindurch mich angestrengt und mir Systeme ersonnen, um mich gegen die Frauen zu wehren, so tue ich jetzt zur Abwechslung das Gegenteil. Habe ich mich während meiner Jugendjahre um Weisheit bemüht, so gebe ich mir jetzt Mühe, auch einmal ein Kindskopf zu sein. Und es gelingt, nicht immer, aber oft genug, und macht mir Freude. Gestern habe ich wieder so einen Tag verbummelt. Zu Hause, auf meinem Arbeitstisch, lag die seit einigen Tagen angesammelte Post, alle diese so ernsthaften Briefe und Drucksachen, ungeöffnet und ungelesen, während ich mich da und dort herumtrieb. Da ich Tags zuvor, wie immer, sehr spät zu Bett gegangen war, stand ich erst gegen Mittag auf, blätterte ein wenig in meinen Nachtpapieren, in jenen Blättern, die ich auf dem Nachttisch liegen habe und auf die ich nachts in den Schlafpausen allerlei Phantasien kritzle, teils Verse, teils Zeichnungen, und an denen ich mehr Freude habe als an jenen Manuskripten, die man drucken kann und für welche man Honorar bekommt und berühmt wird.

Aus »Verbummelter Tag« in »Frankfurter Zeitung« vom 31. 3. 1926

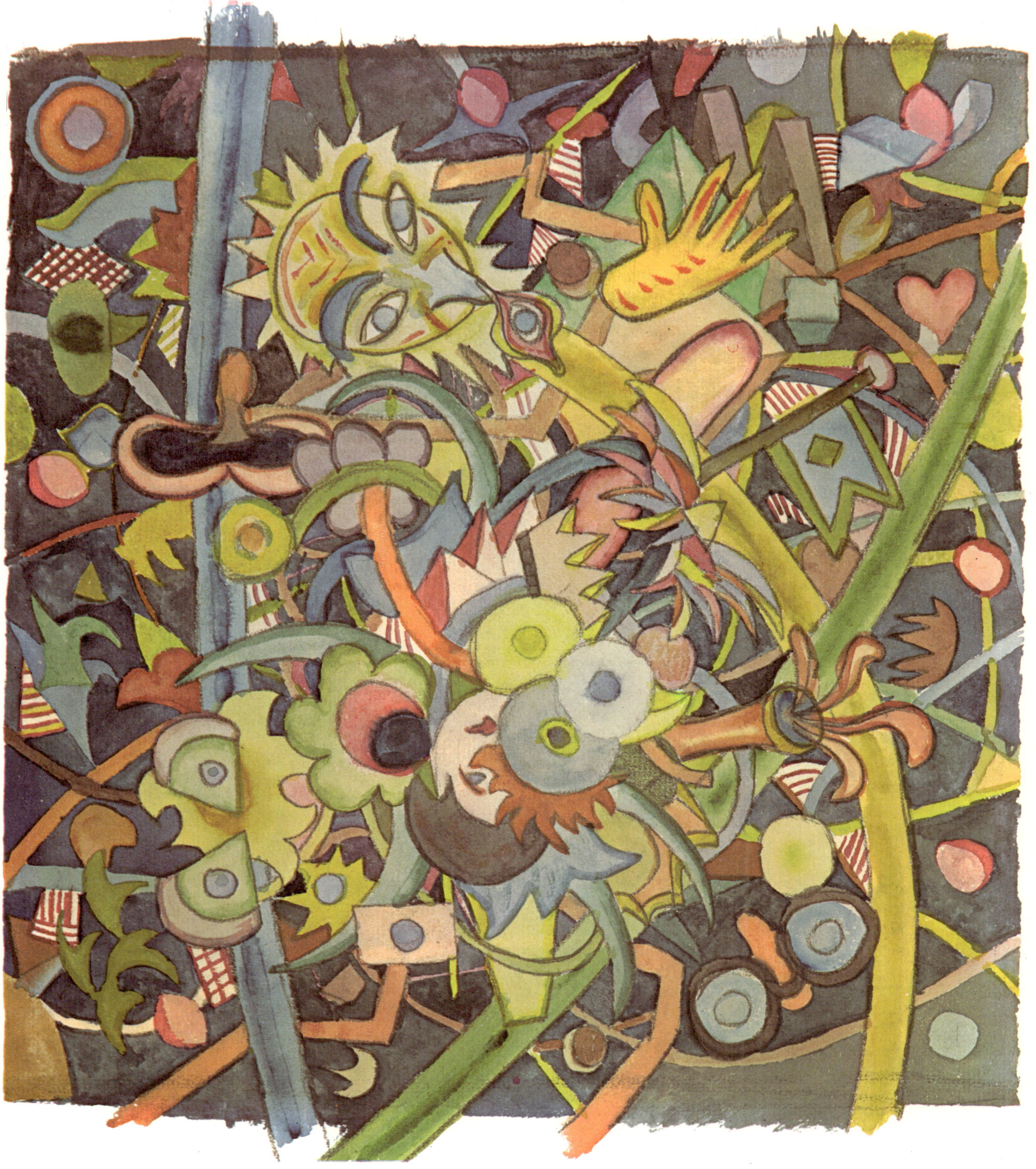

Vor einigen Tagen wurde ich von der Berliner Akademie der Künste zum Mitglied gewählt, aber leider nicht in der Abteilung Malerei, sondern in der Abteilung der Dichtkunst. Ich konnte aber die Wahl nicht annehmen, da ich ja nicht mehr Deutscher bin. Der Berliner Brief war unterzeichnet vom Präsidenten der Akademie, dem alten Maler Max Liebermann.

Aus einem Brief vom 11. 6. 1926 an seinen Sohn Bruno

Wenn Du mit mir im Tessin malst, und wir beide das gleiche Motiv malen, so malt jeder von uns nicht so sehr das Stückchen Landschaft, als vielmehr seine eigene Liebe zur Natur, und von dem gleichen Motiv macht jeder etwas anderes, etwas Einmaliges. Und sogar wenn wir zuzeiten nichts anderes empfinden und sagen können als unsre Trauer und das Gefühl unsres Ungenügens, so hat doch auch das seinen Wert. Noch das traurigste Verzweiflungsgedicht, etwa von Lenau, hat außer der Verzweiflung auch noch seinen süßen Kern. Und wie viele Maler, die für Stümper oder für Barbaren in der Kunst galten, erwiesen sich nachher als edle Kämpfer, deren Werke den Nachfolgern oft tröstlicher sind und inniger geliebt werden als die größten Werke der klassischen Könner.
So, lieber Sohn, sind auch wir beide, Du und ich, Mitarbeiter an einem Werk, das so alt ist wie die Welt, und wir müssen und dürfen daran glauben, daß Gott auch mit jedem von uns etwas gemeint und beabsichtigt hat, was wir selber gar nie ganz erkennen, nur manchmal ahnen können.

Aus einem Brief vom 7. 1. 1928 an seinen Sohn Bruno

Wenn ich nicht im Grunde ein sehr arbeitsamer Mensch wäre, wie wäre ich je auf die Idee gekommen, Loblieder und Theorien des Müßiggangs auszudenken? Die geborenen, die genialen Müßiggänger tun dergleichen bekanntlich niemals.
Zur Zeit, das heißt seit vorgestern, sitze ich wieder einmal über einem Bildermanuskript. Du weißt, daß dies mir stets die liebste Arbeit ist, und daß ich am liebsten die Hälfte meiner Tage über solchen schönen, träumerischen, spielerischen Arbeiten verbringen würde. Aber schau, es gibt nicht so viele reiche Leute, wie man glauben sollte. Heutzutage kommt jeder Hungerleider so schick daher, daß man ihn für einen Kommerzienrat halten möchte; aber von all den Tausenden, die sich vier- bis fünfmal im Jahre einen Anzug schneidern lassen, sind kaum ein halbes Dutzend wirklich so

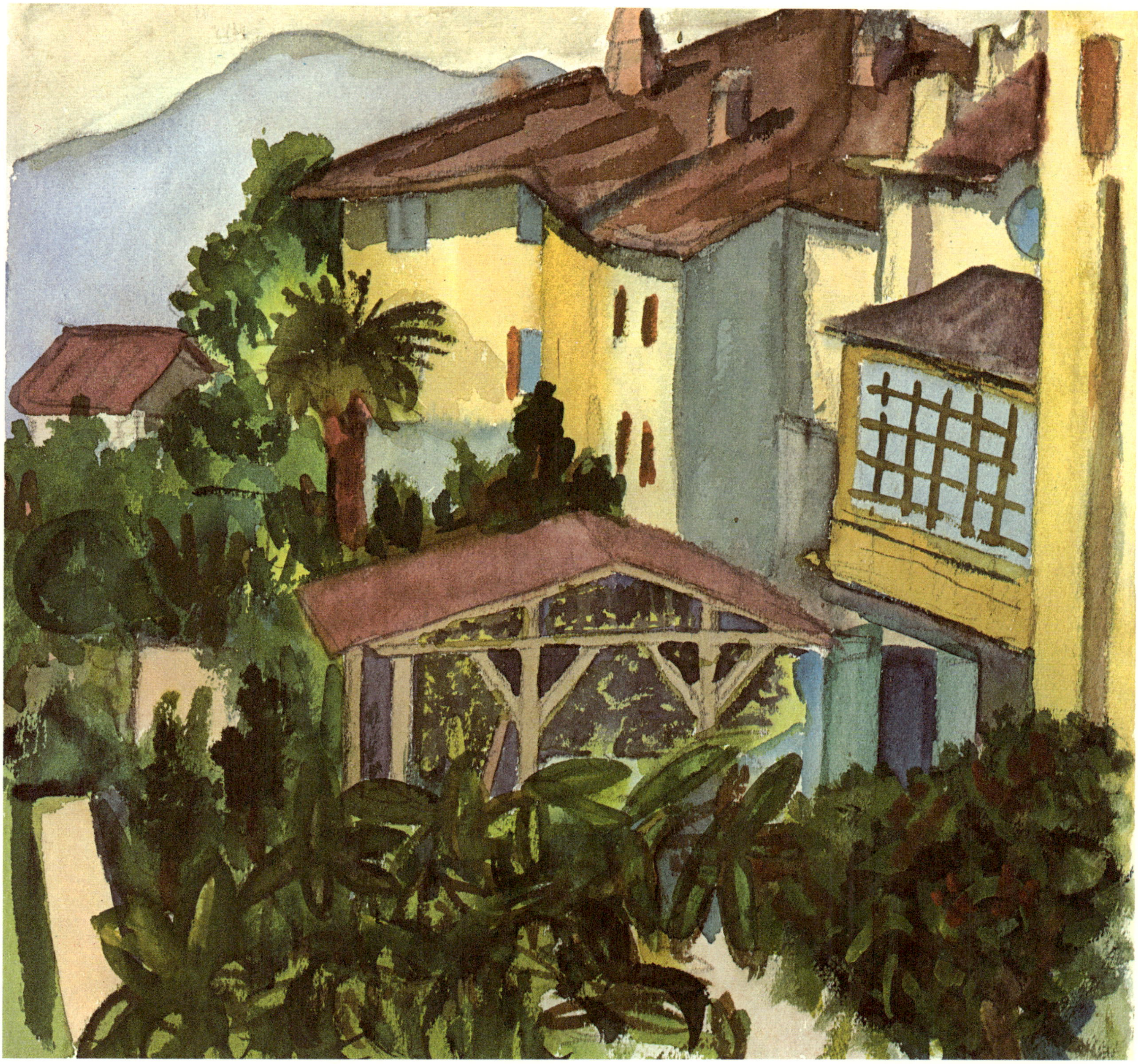

reich und so auf das Schöne und Aparte versessen, daß sie auf die Idee kommen, nicht nur ein paar Zeitschriften zu abonnieren und sich etwa einen Papagei und ein paar Zierfische zu halten, sondern auch bei einem Dichter eigenhändige Gedichthandschriften mit eigenhändigen, farbigen Bildchen zu bestellen. Nein, sehr wenige kommen auf solche Ideen, die meisten reichen Leute kommen überhaupt nie auf Ideen.
Aber da ist also wieder einer gekommen, ein äußerst sympathischer Herr, der hat von meinen Handschriften und Malereien gehört, und hat ein Heft mit zwölf handgeschriebenen Gedichten samt farbigen Zeichnungen dazu bestellt. Ich bin also für einige Tage nicht Müßiggänger, sondern Angestellter, mit einem Auftrag Beehrter, und fühle mich entsprechend. Wäre ich nicht von diesem Stolz erfüllt, wäre ich nicht auf Grund dieser Bestellung glücklich, so hätte ich natürlich auch die übrigen Glücksfälle dieser Tage nicht erlebt, sie kommen immer nur zu dem, der den Magneten in der Tasche hat. Dann hätte ich weder den blauen Astrild aus Afrika sprechen hören, noch würde heute abend Freund Andreä die g-moll-Sinfonie aufführen.
Ich sitze also, heut wie gestern, einige Stunden an dem Dir bekannten Schreibtisch, habe die kleine Aquarellpalette neben mir und das Glas Wasser, suche aus meinen Mappen die Gedichte heraus, die mir gerade heute am besten gefallen, und male zu jedem ein Bildchen. Zwei Tessiner Landschäftchen habe ich heut schon gemalt, eins mit einem kahlen Baum und einem Vogelturm im Frühling, und eins mit dem Monte San Giorgio im Hintergrund. Und jetzt will ich ein neues Blatt vornehmen, darauf denke ich einen Blumenkranz zu malen, in allen Farben, die meine Palette hat, aber das Blau wird vorwiegen. Die Blumen nehme ich teils aus dem Gedächtnis, teils erfinde ich neue. Übrigens habe ich einmal, vor Jahren, eine Blume erfunden, die es tatsächlich gibt. Es war für meine damalige Geliebte (noch in der Zeit vor Deinem Mondaufgang), und ich gab mir Mühe, eine hübsche und aparte Blume zu erfinden. Ein paar Tage später sah ich dann die gleiche Blume bei einem Blumenhändler, sie hieß Gloxinie, ein etwas anspruchsvoller und gewissermaßen gloxiger Name – aber es war genau die Blume, die ich mir ausgedacht hatte.

Aus einem Brief vom April 1928 an seine Frau Ninon

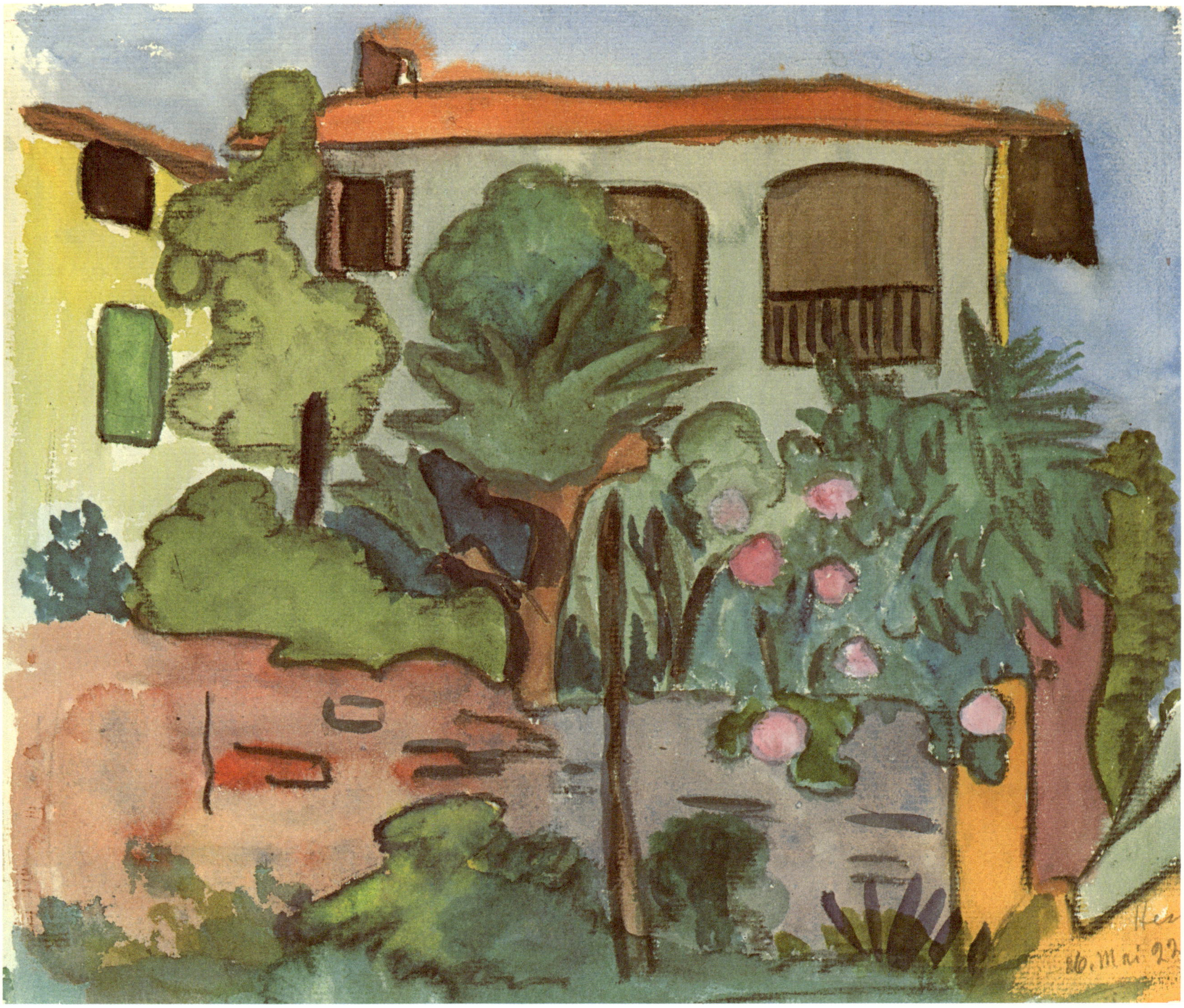
26. Mai 22

Ich sende Ihnen hier zur Erwiderung Ihres Grußes ein Bildchen, das ich dieser Tage aufs Papier gemalt habe (das Zeichnen und Malen ist meine Art von Ausruhen), das Bildchen soll Ihnen sagen, daß die Unschuld der Natur, das Schwingen von ein paar Farben, auch inmitten eines schweren und problematischen Lebens, zu jeder Stunde wieder Glauben und Freiheit in uns schaffen kann.

Aus einem Brief vom 21. 7. 1930 an eine Studentin

Trotz der drückenden Wärme dieser Tage bin ich viel draußen. Ich weiß allzu gut, wie flüchtig diese Schönheit ist, wie schnell sie Abschied nimmt, wie plötzlich ihre süße Reife sich zu Tod und Welke wandeln kann. Und ich bin so geizig, so habgierig dieser Spätsommerschönheit gegenüber! Ich möchte nicht nur alles sehen, alles fühlen, alles riechen und schmecken, was diese Sommerfülle meinen Sinnen zu schmecken anbietet; ich möchte es, rastlos und von plötzlicher Besitzlust ergriffen, auch aufbewahren und mit in den Winter, in die kommenden Tage und Jahre, in das Alter nehmen. Ich bin sonst nicht eben eifrig im Besitzen, ich trenne mich leicht und gebe leicht weg, aber jetzt plagt mich ein Eifer des Festhaltenwollens, über den ich zuweilen selber lächeln muß. Im Garten, auf der Terrasse, auf dem Türmchen unter der Wetterfahne setze ich mich Tag für Tag stundenlang fest, plötzlich unheimlich fleißig geworden, und mit Bleistift und Feder, mit Pinsel und Farben versuche ich dies und jenes von dem blühenden und schwindenden Reichtum beiseite zu bringen. Ich zeichne mühsam die morgendlichen Schatten auf der Gartentreppe nach und die Windungen der dicken Glyzinienschlangen und versuche, die fernen gläsernen Farben der Abendberge nachzuahmen, die so dünn wie ein Hauch und doch so strahlend wie Juwelen sind. Müde komme ich dann nach Hause, sehr müde, und wenn ich am Abend meine Blätter in die Mappe lege, macht es mich beinahe traurig zu sehen, wie wenig von allem ich mir notieren und aufbewahren konnte.

Aus »Zwischen Sommer und Herbst« in »Berliner Tageblatt« vom 4. 9. 1930

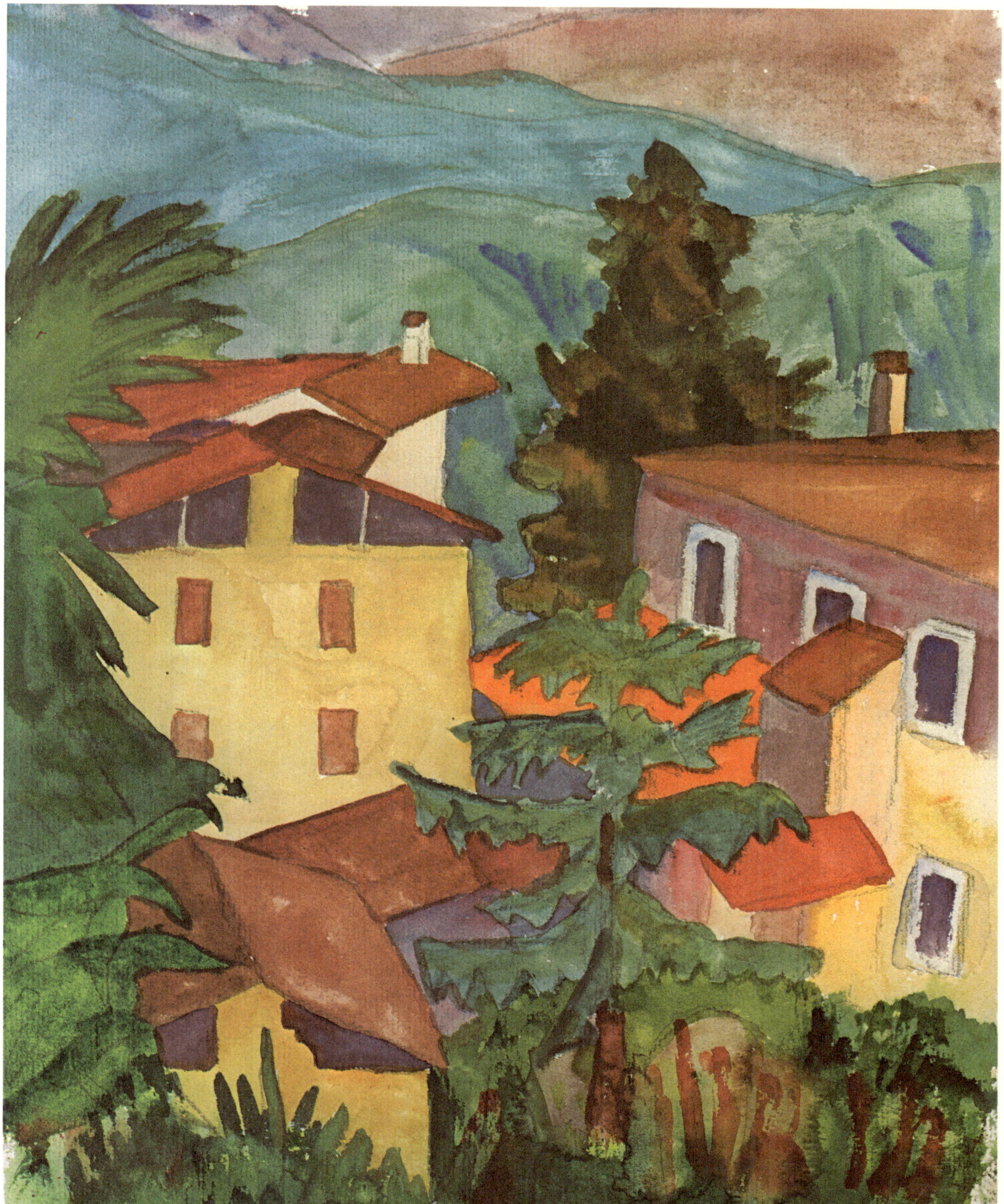

QUELLENNACHWEIS

Aquarell Erstdruck in »Frankfurter Zeitung« vom 4. 7. 1926.
Aus H. H., »Die Kunst des Müßiggangs«, Frankfurt am Main, 1973.
Herausgegeben von Volker Michels.

Kirchen und Kapellen im Tessin Erstdruck 1920 in »Schweizerland«.
Aus H. H., »Die Kunst des Müßiggangs«, Frankfurt am Main, 1973.

Abendwolken Erstdruck in »Berliner Tageblatt« vom 27. 6. 1926.
Aus H. H., »Die Kunst des Müßiggangs«, Frankfurt am Main, 1973.

Wiedersehen mit Nina Erstdruck in »Berliner Tageblatt« vom 26. 6. 1927.
Aus H. H., »Die Kunst des Müßiggangs«, Frankfurt am Main, 1973.

Ohne Krapplack Erstdruck in »Berliner Tageblatt« vom 10. 9. 1928.
Aus H. H., »Kleine Freuden«, Frankfurt am Main, 1977, dort unter dem Titel »Aquarellmalen«. Herausgegeben von Volker Michels.

Malfreude, Malsorgen Erstdruck in »Kölnische Zeitung« vom 15. 5. 1928.
Aus H. H., »Kleine Freuden«, Frankfurt am Main, 1977.

Aus »Spätsommerblumen« Erstdruck in »Berliner Tageblatt« vom 23. 8. 1928.
Aus H. H., »Die Kunst des Müßiggangs«, Frankfurt am Main, 1973, unter dem Titel »Zinnien«.

Nachbar Mario Erstdruck in »Berliner Tageblatt« vom 20. 9. 1928.
Aus H. H., »Kleine Freuden«, Frankfurt am Main, 1977.

Rückkehr aufs Land Erstdruck in »Kölnische Zeitung« vom 1. 5. 1928.
Aus H. H., »Die Kunst des Müßiggangs«, Frankfurt am Main, 1973.

Bilderbeschauen in München Erstdruck in »Dresdner Neueste Nachrichten«.
Aus H. H., »Die Kunst des Müßiggangs«, Frankfurt am Main, 1973.

Aus »Stunden am Schreibtisch« Erstdruck in »National-Zeitung«, Basel, vom 12. 6. 1949. Aus H. H., »Kleine Freuden«, Frankfurt am Main, 1977.

Die hier aufgenommenen Gedichte erschienen erstmals 1920 in dem Band »Gedichte des Malers«, Seldwyla Verlag, Bern.

ABBILDUNGSVERZEICHNIS

INHALT